イラスト＆図解

知識ゼロでも
楽しく読める！

自律神経の
しくみ

日本自律神経学会理事長
荒木信夫 監修

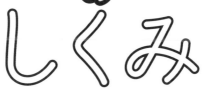

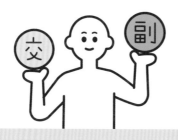

交　　副

西東社

はじめに

　近年、「なんとなく体の調子が悪い」「気分がすぐれない」といった理由のわからない不調の原因として、自律神経の乱れがフォーカスされるようになってきました。人間の体には無数の神経がはりめぐらされており、まだまだわかっていないことも多いですが、徐々にそのメカニズムが明らかになってきています。

　自律神経は、数ある神経のなかでもとても重要な神経で、人間の意識とは関係なく24時間自律してはたらいてくれています。普段の生活で存在を意識することはほとんどありませんが、呼吸・血液循環・体温調節・消化・排泄・生殖・免疫など、生きていくうえで必要なあらゆる機能をコントロールしています。そのため、なんらかの影響を受けて自律神経が乱れると、ありとあらゆる不調が、体に現れるようになるのです。

　自律神経がはたらくことで内臓をはじめとする体の組織は活動しているので、体の司令塔ともいえる自律神経が乱れると、体のあちこちに不具合が起きてしまいます。つまり、自律神経を正常に保つことこそが、病気を予防し健康的な生活をおくるうえで最重要課題ともいえるのです。

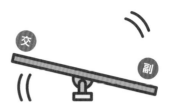

　わたしは、数々の自律神経の不調による障害に悩まされる患者の診療にたずさわり、その治療法の開発、研究者の人材育成、社会啓発を行ってきました。その立場から、本書では自律神経がはたらくしくみや不調が起こるメカニズム、不調を起こさないための対策などをたくさん紹介しています。みなさんに、できるだけ理解してもらいやすいように、イラストや図をたくさん使っているので、楽しく学んでいただけるはずです。

　またコラム「最新研究レポート」では、生命環境科学、生理学、循環器医療といった各分野の専門家に、自律神経研究の最新のトピックを紹介していただいています。

　本書をお読みいただくことで、みなさんの自律神経への理解が深まり、健康的で快活な生活を送るための一助となってくれることを願っています。

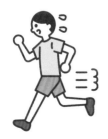

日本自律神経学会理事長　荒木 信夫

もくじ

2章 知りたい！ 自律神経と生活習慣 …… 61 ▼ 98

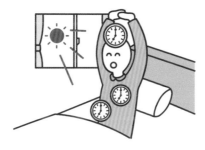

3章 実践したい! 自律神経の整え方あれこれ … 99▼144

4章 明日話したくなる 自律神経の話

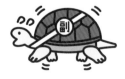

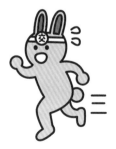

1章

なるほど！ とわかる

自律神経のしくみ

近ごろよく耳にする「自律神経」。
体内のどこにあって、どんなはたらきをするのでしょうか。
「自律神経を整える」とは、どういうことなのでしょうか。
自律神経を理解するための基本をみてみましょう。

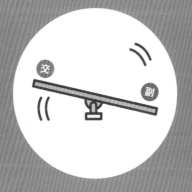

脳も神経のひとつ？
そもそも、神経ってなに？

なるほど！ 神経は、**体に必要な情報や指令を各所に伝えるための、ネットワークの総称！**

　何気なく使っている「神経」という言葉ですが、そもそもどのようなものなのでしょうか？

　神経とは、体の内外からキャッチした情報を集め、その情報をもとにどうすべきか判断して、必要な場所に指令を伝える器官の総称です。たとえば熱い鍋に触れた場合を考えてみましょう。

　❶「熱い」と感じてそれを脳に伝える ❷脳は状況を判断して「手を離せ」と指令を出す ❸その指令を筋肉に伝えるの3ステップ〔**図1**〕を行っているものすべてが神経です。「脳も神経なの？」と疑問を抱くかもしれませんが、実は脳も神経なのです。

　脳や脊髄は、全身から集まる情報を整理して判断し、指令を出すという神経の司令塔であり「**中枢神経**」と呼ばれます。それに対して❶と❸にあたる、情報を集めて脳に伝え、脳からの指令を必要な場所に伝えるものは「**末梢神経**」と呼ばれます。

　末梢神経は「**体性神経**」と「**自律神経**」（➡ P12）に分けられ、前者は運動を行うために、後者は体内の調整を行うためにはたらきます。前述の例は体性神経のはたらきであり、「熱い」と感じるのは外部の情報を受け取る「**感覚神経**」、筋肉に指令を出すのは体を動かす「**運動神経**」です〔**図2**〕。

▶ 中枢神経と末梢神経の連携〔図1〕

神経は、各部位に指令を出す「中枢神経」と、各部位と脳の間でその指令を伝える「末梢神経」に分かれる。

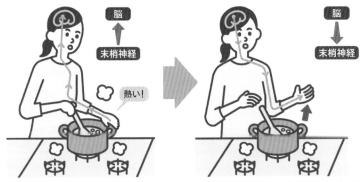

① 鍋に触れた手に張りめぐらされた末梢神経から脳へ、「熱い」という外部からの情報を伝える。

② 脳から末梢神経へ、「手を離せ！」という指令が伝わる。③ 末梢神経が手や腕の筋肉を動かし、熱い鍋から手が離れる。

▶ 神経の種類〔図2〕

中枢神経は脳と脊髄に、末梢神経は4つに細分化される。

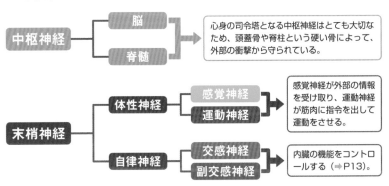

中枢神経 ─┬─ 脳
　　　　　└─ 脊髄

心身の司令塔となる中枢神経はとても大切なため、頭蓋骨や脊柱という硬い骨によって、外部の衝撃から守られている。

末梢神経 ─┬─ 体性神経 ─┬─ 感覚神経
　　　　　│　　　　　　└─ 運動神経
　　　　　└─ 自律神経 ─┬─ 交感神経
　　　　　　　　　　　　└─ 副交感神経

感覚神経が外部の情報を受け取り、運動神経が筋肉に指令を出して運動をさせる。

内臓の機能をコントロールする（➡P13）。

02 体をオートで制御する？自律神経ってなに？

なるほど！ 生きるために必要な体のはたらきを
無意識に制御する末梢神経のこと！

　自律神経とは、末梢神経（➡P10）の一種で、内臓機能を調節する役割があります。その名の通り「自律」した神経で、自分の意思で動かすことができる運動神経（➡P10）に対し、**自律神経は思い通りに動かすことはできません**。そのため、運動神経は随意神経系、自律神経は不随意神経系、または植物神経系と呼ばれることもあります。

　自律神経には体を緊張・興奮させる「**交感神経**」と、リラックスさせる「**副交感神経**」（➡P11）とがあり、どちらも脊髄を起点にして、**すべての内臓に情報を伝えています**〔右図〕。

　また自律神経は血管や、ホルモン分泌を行う甲状腺やすい臓などの内分泌系も支配していて、体温や血圧、発汗、ホルモン分泌などの調整も行っています。

　このように、自律神経が体の中の調整を一手に引き受けてくれているおかげで、私たちは寝ている間に呼吸や心臓が止まることもなく、食事をすれば体が**無意識に消化・吸収を進めてくれる**わけです。

　また、暑くなれば自律神経が汗を出させて体温を下げるなど、環境の変化にも自動的に対応してくれます。そのため、体の恒常性が保たれ、熱帯でも北極圏でも生きていくことができるのです。

▶ 自律神経と臓器の関係

自律神経はすべての臓器をコントロールしているため、事故などによって首や背中を痛めると、自律神経も傷つき多岐にわたる不調が起こることも。

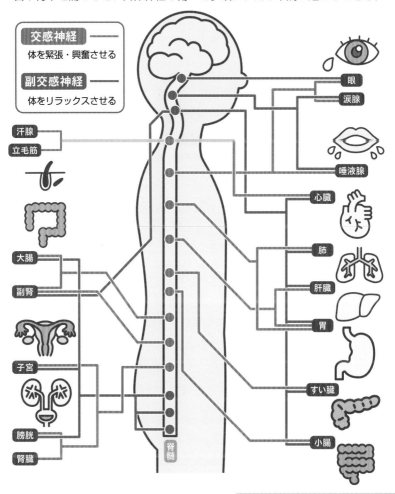

交感神経 ———
体を緊張・興奮させる
副交感神経 ———
体をリラックスさせる

汗腺
立毛筋

大腸
副腎

子宮

膀胱
腎臓

脊髄

眼
涙腺

唾液腺

心臓

肺

肝臓

胃

すい臓

小腸

03 神経はどうやって
情報を伝えている?

なるほど! 神経伝達物質が、ニューロンという細胞の間を
行き来して情報を伝えている!

　神経を構成する細胞は、**「ニューロン」**（神経細胞）と呼ばれます。ニューロンは、核と樹状突起という、その名の通り木の枝のような突起をもつ細胞体と長い軸索で構成されています〔**右図**〕。

　ニューロン同士はくっついておらず、間にわずかな隙間があります。この隙間の部分を**「シナプス」**と呼びます。ニューロン同士が離れているのに情報を伝えられるのは、**神経伝達物質がシナプスを通してニューロンの間を行き来している**からです。神経伝達物質とは、神経から別の神経に信号を伝える化学物質で、実に100以上の種類があります。

　ニューロンは全身にくまなく張りめぐらされているため、ニューロンやシナプスを全部つなげると、その長さは地球と月の距離（約38万km）の約2.6倍にもなります。

　体の細胞は生まれ変わっていますが、**ニューロンは基本的に生まれ変わることはありません**。そのため、1か所でもニューロンが死んでしまうと、その先のニューロンには情報が届かなくなってしまいます。脳梗塞などを起こすと体が動かなくなったり、言葉が出なくなったりするのは、血液による酸素の運搬が滞ること（虚血）によってニューロンが傷つき脳の指令を伝達できなくなるためなのです。

ニューロンはシナプスでつながる

▶ ニューロン（神経細胞）のしくみ

ひとつのニューロンは、核、樹状突起からなる「細胞体」と「軸索」でできていて、シナプスをはさんで隣のニューロンとつながっている。

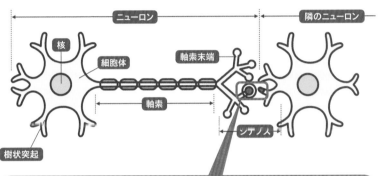

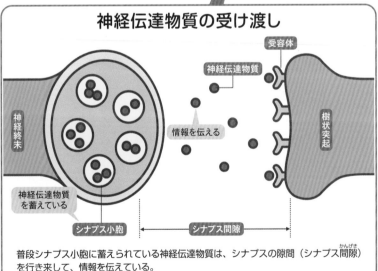

神経伝達物質の受け渡し

普段シナプス小胞に蓄えられている神経伝達物質は、シナプスの隙間（シナプス間隙(かんげき)）を行き来して、情報を伝えている。

015 　なるほど！ とわかる自律神経のしくみ 1章

Q 自律神経が発見されたのは いつごろ？ どの時代？

古代ギリシャ (紀元前8~4世紀)	or	古代ローマ (紀元前509~395年)	or	ルネサンス期 (14~16世紀)

“医学の父”といわれている古代ギリシャのヒポクラテス（紀元前460~377年ころ）の時代から、医学は進歩を続けてきました。自律神経についてくわしくわかってきたのは比較的最近のことですが、そもそも、いったいいつごろに発見されたのでしょうか？

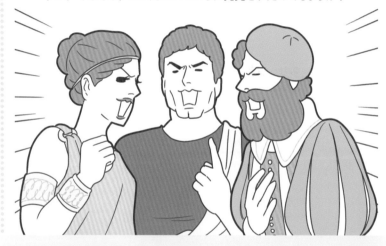

　まず、古代ギリシャ時代についてですが、古代ギリシャの**ヒポクラテス**は、「病気は神々の怒りや呪いではない」と訴えた、はじめての人物といわれています。彼が残した**「ヒポクラテスの誓い」**は、その功績をたたえ、医師の倫理や責務を忘れないための宣誓として、現在も大学医学部の卒業式などで読み上げられています。さて、ヒ

ポクラテスは、ヤギの解剖を行ったことが記録に残されていますが、人体解剖はしていません。それもあって、自律神経のようなはたらきをする器官にも言及していません。

　時を経て、倫理的・宗教的理由から人体解剖が禁止されていた古代ローマ時代。医学者**ガレノス**は多くの著書を残しましたが、そのなかにある**動物の解剖図に自律神経にあたるものが記載**されていました。解剖図だけでなく、「末梢の神経が体のさまざまな部位をつないで交感（互いに感じ合う）させている」と記されており、その概念が今も「交感神経」という名称に残っています。つまり、正解は「古代ローマ」の時代です。ガレノスの学説は、その後ルネサンス期までの1500年以上、ヨーロッパやイスラムの医学界で支持されました。

　ちなみに、ルネサンス期には印刷術が普及し、ガレノスの著書の翻訳本が出回りました。読者の1人だった**レオナルド・ダ・ヴィンチ**は、ガレノスの学説をそのまま受け入れることをせず、**解剖図に改良を加えて自律神経の研究をさらに発展**させます。

「自律神経」のあゆみ

2世紀	ギリシャのガレノスが自律神経を発見。
1552年	イタリアのエウスタキウスが詳細な解剖図を残す。
1898年	イギリスのラングレーが「自律神経系」と名付ける。
1905年	ラングレーが「交感神経」「副交感神経」に分類。

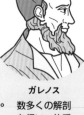

ガレノス
数多くの解剖を行い、体系的な医学を確立した。

04 真逆のはたらきをする？ 2つの自律神経の役割

なるほど！ 交感神経は**興奮モード**、
副交感神経は**リラックスモード**に導く！

　自律神経の種類には、「交感神経」と「副交感神経」があります（➡
P12）。それぞれどのような役割をするのでしょうか？

　**交感神経は、人を活動モードに導くために、体を緊張・興奮させ
る神経**です。一方、**副交感神経は、人を休息モードに導くために、
体をリラックスさせる神経**です。つまり、交感神経と副交感神経は、
真逆のはたらきをするのです〔**右図**〕。

　2つの神経は電気のスイッチのように、どちらか一方にカチッと
切り替わるわけではありません。**シーソーのようにバランスをとり
合って**いて、状況に応じてどちらか一方が優位になって勢力図を入
れ替えながら、バランスをとっています。

　たとえば食事をすると副交感神経が優位になり、胃腸を動かしま
す。**ご飯を食べると眠くなるのは、副交感神経が休息の役割を担っ
ていることも理由のひとつ**です。

　一方、緊張すると心臓がドキドキしたり、口の中がカラカラに乾
いたりネバついたりするのは、交感神経の高まりが原因です。**交感
神経は集中力を高めるために血流をうながすので、心拍数が上がり
ます**。同時に、集中力とは関係のない唾液の分泌は抑えてしまうの
で、口内が乾燥するのです。

自律神経はシーソーのようにバランスをとる

▶ 交感神経と副交感神経の役割

交感神経と副交感神経という2種類の末梢神経は、バランスをとり合って体を正常に保っている。

交感神経 活発に行動するためのモード		副交感神経 休息するためのモード
心身を緊張・興奮させる	バランスをとり合っている	心身をリラックスさせる
速くなる	心拍	遅くなる
収縮する	末梢血管	拡張する
上昇する	血圧	低下する
汗をかく	汗	―
鳥肌が立つ	立毛筋	―
出ない	涙	出る
拡大する	瞳孔	縮小する
少量で濃い	唾液	多量で薄い
拡張	肺・気管	縮小
消化が抑制される	胃	消化が促進される
吸収が抑制される	小腸	吸収が促進される
ゆるむ（ためる）	膀胱	収縮（出す）
緊張する	骨格筋	弛緩する
増加する	白血球	減少する

なるほど！ とわかる自律神経のしくみ **1章**

05 痩せた人は交感神経が よくはたらいている?

なるほど! 交感神経がはたらくと、 代謝が上がり太りにくくなる!

　自律神経は、神経伝達物質(⇒P14)によって、体内の臓器など へ、さまざまな指令を伝えています。

　交感神経の情報を伝えるのは、おもに**ノルアドレナリン**です。ノ ルアドレナリンは3大神経伝達物質のひとつで、副腎から分泌され るホルモンです〔**図1**〕。

　激しい運動をしたり強いストレスを感じたりすると、神経伝達物 質として**ノルアドレナリンが分泌されて交感神経の活動が活発にな ります**。そして、血圧が上昇し心拍数が高まって、体を動かしやす くなります。

　交感神経が副腎を刺激することで、ノルアドレナリンだけでなく、 **アドレナリンの分泌もうながします**。両方とも血圧を上昇させるほ か、アドレナリンは、肝臓に蓄えられていたグリコーゲンをエネル ギーとして使えるように分解するはたらきをします〔**図2**〕。

　このように、**交感神経が正常にはたらくと代謝が上がり**、太りに くくなるのです。肥満の多くは交感神経のはたらきが低下している (Most Obesity Known Are Low In Sympathetic Activity) 状態にあるといわれています。この症状を、その頭文字の音をとっ て**「モナリザ症候群」**と呼びます。

運動すると<u>ノルアドレナリン</u>が分泌する

▶ 3大神経伝達物質とは？ 〔図1〕

3大神経伝達物質はノルアドレナリン、ドーパミン、セロトニンの3つ。セロトニンには、ノルアドレナリンやドーパミンの暴走を防ぐという重要な役割がある。

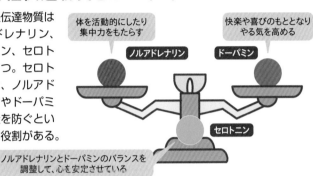

体を活動的にしたり集中力をもたらす

ノルアドレナリン

快楽や喜びのもととなりやる気を高める

ドーパミン

セロトニン

ノルアドレナリンとドーパミンのバランスを調整して、心を安定させている

▶ 体を戦闘態勢にする ノルアドレナリンとアドレナリン 〔図2〕

運動をするとノルアドレナリンが分泌され筋肉に酸素とエネルギーが運ばれる。

① 激しい運動

運動することで交感神経が優位になり、活発になる。

② 心拍の上昇

交感神経は、心拍数を上げて血圧を高める。

③ エネルギーを分解

副腎が刺激され、ノルアドレナリンとアドレナリンを分泌。

④ 戦闘態勢になる

筋肉に酸素とエネルギーが運ばれて、力が湧いてくる。

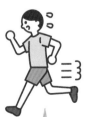

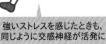

強いストレスを感じたときも、同じように交感神経が活発に

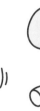

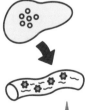

アドレナリンは肝臓に蓄えていたエネルギー（グリコーゲン）を分解

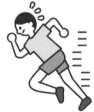

06 副交感神経の情報は どうやって体に伝わる?

なるほど! 記憶や学習にも関わる**神経伝達物質**、**アセチルコリン**が情報を届けている!

　副交感神経の情報を体中に伝えている神経伝達物質は、**アセチルコリン**です。

　安静にしていると、アセチルコリンが分泌されて心拍数が低下し、呼吸もゆっくりになります。また骨格筋はゆるんでリラックス状態になります。一方で、胃腸の動きは活発になり消化吸収が進みます。

　アセチルコリンは、交感神経や運動神経（➡P10）にもはたらきかけるので、体のなかで幅広く活躍する物質だといえます〔**図1**〕。

　アセチルコリンは、記憶や学習にも関係しており、何らかの理由で**アセチルコリンが減少すると、アルツハイマー型認知症を引き起こすことがあります**。そのため、認知症の治療には、アセチルコリンの分解を防ぐ薬が使われることがあります。

　また、タバコを吸う人も要注意です。タバコに含まれるニコチンは、血流にのって脳にたどりつくと、スルッとシナプスの中に入り込みます。そして、**アセチルコリン受容体にあたかも自分がアセチルコリンであるように、はまってしまう**のです。それでもニューロンはアセチルコリンが届いたと勘違いして、学習などの効率を高めます。すると、アセチルコリンは自分の出る幕がないと感じて分泌量が低下してしまうのです〔**図2**〕。

マルチにはたらくアセチルコリン

▶ アセチルコリンのはたらき 〔図1〕

アセチルコリンはおもに副交感神経の伝達物質としてはたらくが、交感神経や運動神経にも作用する。

副交感神経への作用	交感神経への作用	運動神経への作用
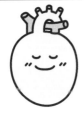	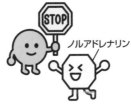	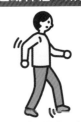
心臓の細胞活動を抑制して心拍数を低下させる。	ノルアドレナリンの放出を抑制する。	一部の筋肉を緊張させて、骨格を動かす。

（交感神経への作用の図中）ノルアドレナリン

▶ タバコはアセチルコリンを減らす 〔図2〕

アセチルコリンには、記憶や学習の効果を上げるはたらきがある。タバコに含まれるニコチンは、アセチルコリンの分泌量を減らすので注意。

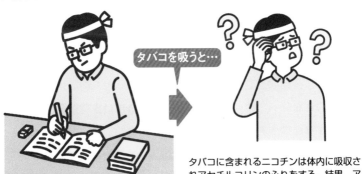

タバコを吸うと…

アセチルコリンが十分に分泌されていると、集中力が高まり記憶力がアップする。

タバコに含まれるニコチンは体内に吸収されアセチルコリンのふりをする。結果、アセチルコリンの分泌量が減り記憶力が低下する。

07 自律神経のバランスは 1日中変わらない?

なるほど! 体内時計に従って生活しやすいように、バランスを変えつつ体をバックアップしている!

　朝に目覚めて活動をし、夜には眠くなるというように、人間の体には一定のリズムがあります。そのリズムは体内時計によってつくられており、**自律神経は体内時計と連動してバランスを変えます**。

　朝起きると交感神経のはたらきが少しずつ高まっていき、日中（12時前後）にピークを迎えると、副交感神経のはたらきが高まって休息モードに入っていきます。そして睡眠中、朝が近づいてくると再び交感神経が優位になって、目覚めに備えるのです〔**右図**〕。

　体内時計は、太陽が昇って沈むという自然のリズムに合わせてはたらきます。これを**サーカディアンリズム**（概日リズム）といいます。朝、**太陽の光を浴びると3大神経伝達物質のひとつであるセロトニン（➡P21）というホルモンが分泌**され、それによって交感神経が優位になります。夜更かし・朝寝坊などの不規則な生活をしていたり、夜勤などで夜間に働いていたりすると、朝に太陽の光を浴びることがないため、体内時計が狂ってしまい自律神経が正常にはたらかなくなっていきます。

　また、夜になって眠気を引き起こす**メラトニン**は、セロトニンをもとにつくられます。**朝、しっかりセロトニンを分泌させないと、不眠にもつながってしまいます**。

▶ 1日の自律神経のリズム

交感神経と副交感神経は、優位な状態を交代しながらはたらく。

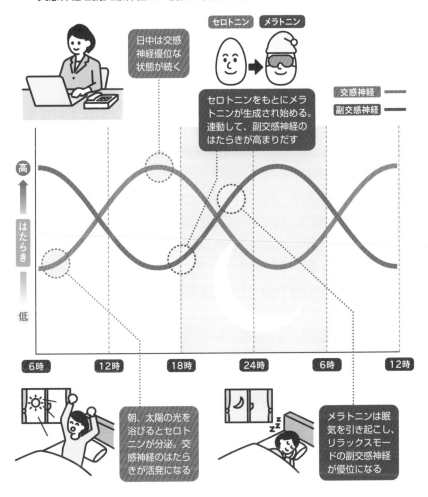

セロトニン → メラトニン

日中は交感神経優位な状態が続く

セロトニンをもとにメラトニンが生成され始める。連動して、副交感神経のはたらきが高まりだす

交感神経 ——
副交感神経 ——

高
はたらき
低

6時　12時　18時　24時　6時　12時

朝、太陽の光を浴びるとセロトニンが分泌。交感神経のはたらきが活発になる

メラトニンは眠気を引き起こし、リラックスモードの副交感神経が優位になる

08 自律神経はどのように切り替わる？

なるほど！ 優秀な秘書のように情報を素早くキャッチして、自動で切り替えを判断する！

　自律神経には、日中は交感神経が優位になり、夕暮れ以降は副交感神経が優位になるという大きなリズムがありますが、それ以外にも状況に合わせて切り替わり、体をバックアップしています。

　たとえば、本来は交感神経が優位な日中でも、食事をとると副交感神経が優位に切り替わります。胃腸の消化吸収のための蠕動運動は、副交感神経が担っているからです。**食後に眠くなるのは、副交感神経が優位になっていることが理由**のひとつです。

　しかし、**食後に激しい運動をしたりすると交感神経が優位に切り替わり、十分に消化吸収ができません**。「親が死んでも食休み」ということわざがありますが、生理学的にも**食後はのんびり過ごすことが望ましい**と実証されているのです。

　一方で、「食べてすぐ寝ると牛になる」ともいいますが、ゆっくり過ごすといっても、横になると食べたものが胃から腸へとスムーズに送られず、消化不良を起こすからだといわれています。**食べたあとは座って安静にするのがベスト**です。

　ほかにも、**緊張するシーンには交感神経を高めて集中力を上げる**など、自律神経は優秀な秘書のように、状況に合わせて切り替わり体を適切なコンディションに調整してくれています〔**右図**〕。

▶ 自律神経が切り替わるシーンの例

自律神経は、サーカディアンリズム（→ P24）と連動しつつ、状況に合わせてバランスをとっている。

食事をすると・・・

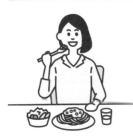
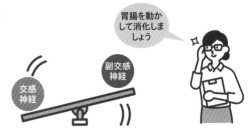

胃腸を動かして消化しましょう

交感神経　　副交感神経

本来は交感神経が優位な日中でも、食事中は副交感神経が優位になり、胃腸の活動がうながされる。

胃腸の蠕動運動UP → 胃液などが分泌される → スムーズに消化吸収

プレゼンをすると・・・

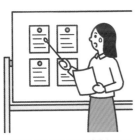
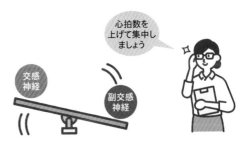

心拍数を上げて集中しましょう

交感神経　　副交感神経

交感神経のはたらきが弱まっていく夕方から夜でも、緊張すると交感神経の活動がさらに活発になり、心拍数が増え、血圧が上昇する。

心拍数・血圧が上がる → 脳に血液がたくさん流れる → 集中力が高まる

09 自律神経が乱れるって どういうこと?

 なるほど! 交感神経の酷使やセロトニンの減少などで 自律神経のバランスが崩れ、**体が不調に!**

　交感神経と副交感神経は**1：1**でバランスがとれているのが理想的です。緊張することがあっても、そのぶんリラックスをするというように、**常に一定でなくても一定期間のなかでバランスがとれているという状態がよい**のです。

　しかし、仕事や家事が忙しくてリラックスする時間がなかったり、常に**心身のストレスを抱えていると、交感神経が過剰にはたらいて自律神経のバランスが乱れます**。すると体は常に心拍数を高めて脳をフル回転させ、緊張状態を維持することになります。

　そのような状態が長期的に続くと、血圧が上がったり、筋肉がこわばることでこりがひどくなったり、頭痛が起こったりするなど、体にさまざまな不調が現れるようになっていきます。

　また、交感神経の情報を伝える神経伝達物質、**ノルアドレナリンが長期にわたって分泌され続けると、やがて分泌量が減少**していきます。ノルアドレナリンには集中力ややる気などを起こすはたらきがあるため、分泌されなくなると無気力状態になることもあります。

　長期間ストレスが続くと、**セロトニンの分泌も減少**していきます。セロトニンは自律神経のバランスをとるはたらきがあるため、**セロトニンが減ることでも自律神経は乱れていく**のです〔**右図**〕。

自律神経のバランスが1:1ではなくなる

▶ ストレスによる自律神経の乱れと不調

ストレスの多い日常生活を送っていると、自律神経が乱れて心身が不調をきたす。それが長期化するにつれて不調が増えたり、重症化したりする。

ストレスが長期化すると…

段階 1

交感神経の過重労働

交感神経が過剰にはたらくことで、心身が緊張した状態が続き、頭痛や肩こりなどのさまざまな不調が起こる。

最近、不調が続くなぁ…

頭痛

肩こり

不眠

便秘

高血圧

消化不良

段階 2

ノルアドレナリンとセロトニンの減少

ストレスが長期化すると、ノルアドレナリンやセロトニンなどの神経伝達物質の分泌が減ってしまい、なにもやる気が起きなかったり、憂鬱な気分になりやすくなったりする。

やる気が起きない…

記憶力低下

集中力低下

やる気低下

なにも楽しめない

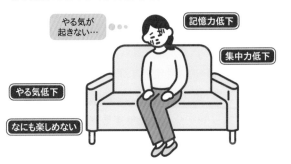

10 とにかく副交感神経を優位にすればいい?

なるほど! 副交感神経優位が続いても、**眠い、体が重い**といった不調や**アレルギー症状の悪化を招く!**

さまざまなストレス要因に囲まれた現代の生活では、自律神経への負担が大きく、交感神経が過剰にはたらきがちです。そのうえ、年齢を重ねると副交感神経のはたらきが低下するため、さらに交感神経が優位になりやすくなります。そのため、**自律神経の乱れによる不調の多くは、交感神経のオーバーワークが原因**とされています。

しかし、かといって**副交感神経を優位にし続ければいいというわけでもないので注意が必要です**〔**図1**〕。たとえば、起きるころには日が傾いている夜型の生活をすれば副交感神経は優位になりますが、交感神経が十分なはたらきをしません。すると、セロトニンの分泌が低下するため、セロトニンをもとにつくられる睡眠ホルモンのメラトニンも減ります（➡P24）。そのせいで**不眠となり、さらに夜型になる、という悪循環を招く**のです。

また、**副交感神経が優位になりすぎると、常に眠い、体が重い、片頭痛（頭の片側だけが痛む）が起こる**といった不調も起こります。

副交感神経には免疫力を高めるはたらきもあるため、優位になりすぎると**花粉症などのアレルギー症状がひどくなったり、代謝が低下して太りやすくなったりする**トラブルも〔**図2**〕。つまり、規則正しい生活で、1日の神経バランスを整えることが重要なのです。

副交感神経が優位になりすぎてもNG

▶ 適度に交感神経を刺激することも必要〔図1〕

体内時計に逆らったり、家に引きこもったりして心身への刺激の少ない生活を送っていると、交感神経がはたらかなくなる。

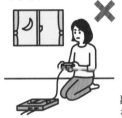

副交感神経が高まる生活		交感神経を高める生活
夜型の生活	➡	良質な睡眠
偏った食生活	➡	バランスのよい食生活
刺激のない生活	➡	緊張感のある生活
インドア中心の生活	➡	自然との触れあい

副交感神経優位が続く生活をしていると思ったら、交感神経を高める生活スタイルに切り替えよう。

▶ 副交感神経が優位になりすぎると現れる不調〔図2〕

メラトニンの分泌が減る	血管が拡張して神経を刺激する	免疫力が必要以上に高まる	代謝が低下する
⬇	⬇	⬇	⬇

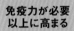

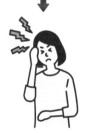
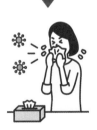
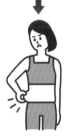

いつも眠い、やる気が出ない	頭の片側がズキズキ痛む	アレルギー症状がひどくなる	太りやすくなる

なるほど！ とわかる自律神経のしくみ **1章**

11 自律神経が乱れると メタボになる?

 なるほど! 自律神経は**内臓全般**を支配しているので、**メタボ**にも大きく影響する!

　メタボリックシンドローム（以下メタボ）は、内臓脂肪が蓄積した状態に加え、血圧、血糖値、血清脂質のうち2つ以上が基準値を超えている状態のことで、心筋梗塞などの深刻な病気を発症するリスクが高まります。

　内臓を司る自律神経はメタボに影響します。たとえば、交感神経が優位になれば血圧が高くなります。そして、長期的に自律神経のバランスが乱れると動脈硬化を引き起こし、高血圧を悪化させます。

　自律神経の乱れは、**不眠**にもつながります。さまざまな研究から、睡眠時間が不足したり、睡眠の質が低くなったりすると、高血圧や高血糖などを引き起こすこともわかっています。

　加えて、**睡眠時間が足りないと食欲を増進させるホルモン、グレリンが分泌され、太りやすくなります**。これは、内臓脂肪を増加させる一因ともいえるでしょう。

　自律神経が乱れると不整脈を起こすなど、**心臓の機能も低下**しやすくなります。すると血栓ができて血流が滞って押し流す力が弱くなるので、余計に心筋梗塞や脳梗塞などのリスクが高まります。このように、メタボに関連するあらゆる症状が、自律神経の乱れと直結しているといえます。

血圧上昇や不眠がメタボの原因に

▶ 自律神経とメタボの関係

自律神経は内臓のはたらきをコントロールしているため、生活リズムが乱れるとメタボの条件を満たす症状を引き起こす。

メタボの条件 = 内臓脂肪が蓄積して腹囲が基準値を上回った状態に加え、高血圧、高血糖、脂質異常症のうち2つが重なった状態。

メタボになると、心筋梗塞などの深刻な病気のリスクが高まる。自律神経の長期的な乱れによってもそのような病気リスクは高まるため、注意が必要。右の図中の数値は各症状の基準値。

最近太ってきたな…

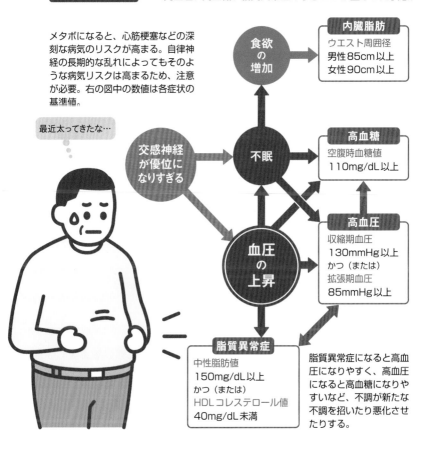

食欲の増加

内臓脂肪
ウエスト周囲径
男性85cm以上
女性90cm以上

交感神経が優位になりすぎる

不眠

高血糖
空腹時血糖値
110mg/dL以上

血圧の上昇

高血圧
収縮期血圧
130mmHg以上
かつ（または）
拡張期血圧
85mmHg以上

脂質異常症
中性脂肪値
150mg/dL以上
かつ（または）
HDLコレステロール値
40mg/dL未満

脂質異常症になると高血圧になりやすく、高血圧になると高血糖になりやすいなど、不調が新たな不調を招いたり悪化させたりする。

なるほど！ とわかる自律神経のしくみ **1章**

Q 1年でもっとも痩せやすいのは夏と冬どっちの季節?

夏 〉or〉 冬

「ダイエット」と聞いて思い浮かべるのは、運動と食事制限。効果的に運動して、カロリーの高い食事を控えれば、どの季節であっても、体重の増加を防ぎます。では、特別なアクションをしなくても、痩せやすいのは夏と冬のどちらなのでしょうか?

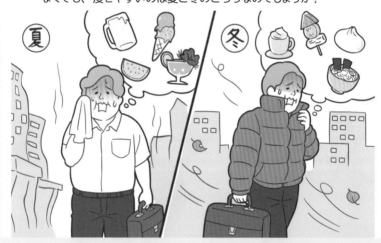

体を動かすだけでも大量に汗をかく夏。新陳代謝がうながされるのに加え、**夏バテで食欲が衰えて、体重が自然に減少する**人も少なくありません。その意味で、痩せやすい季節といえるでしょう。

一方、「正月太り」という言葉もあるように、冬には太りやすいイメージがあります。忘年会やクリスマス、お正月に新年会とご馳

走を食べる機会が多く、それでいて外は寒いため運動もしなくなり、太った経験がある人が多いからかもしれません。

しかし冬は寒いので、体が防衛本能をはたらかせて体温を上げようとします。そのため、**交感神経が優位になって内臓が活発に活動します。その結果、たくさんのエネルギーが使われるので、基礎代謝が上がります。**基礎代謝とは、内臓を動かすなど、生きるだけで使う最低限のエネルギーのこと。年をとると太りやすくなるのは、基礎代謝が下がるからです。

つまり、なにも運動をせず、食事の内容が変わらない場合、「痩せやすい」といえるのは「冬」です。**夏に痩せやすいのは、活動が活発になって食事量が落ちるから**なので、なにもせずに痩せるわけではありません。

とはいえ、運動や食事が体重におよぼす影響はとても大きいものです。体のつくり的に痩せやすいのは冬ですが、現実的にダイエットに向くのは夏といえるかもしれません。

基礎代謝の季節変動

被験者の基礎代謝量を1年間計測。結果、季節により代謝量が変化することが実証された。

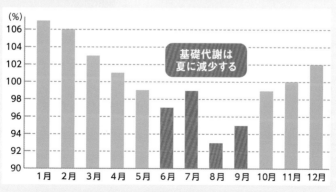

※出典：国立栄養研究所 現国立健康・栄養研究所「基礎代謝の加齢並びに季節変動」

なるほど！ とわかる自律神経のしくみ **1**章

12 昔より現代人のほうが自律神経が乱れやすい？

 なるほど！ 昔よりストレスがかかる期間が**長期化**したため、現代のほうが**自律神経を乱しやすくなった！**

　最近になって、なにかと話題になる自律神経ですが、昔の人は自律神経が乱れることはなかったのでしょうか？

　一般的に、昔の人よりも現代人のほうが自律神経を乱しやすいと考えられています。それは、**昔と今とではストレスの質が異なる**ためです。大昔の人にとって**最大のストレスは、獣と遭遇するなど、命の危険がともなうような場面**でした。

　危機に直面すると交感神経が一気に優位になり、末梢血管を収縮させて脳や筋肉の血流を増やします。観察力を高めるために瞳孔が開き、呼吸は浅く速くなります。このような状態を「**Fight or Flight（戦うか逃げるか）反応**」と呼びます。

　ただし、生きるか死ぬかの危機的状況は長くは続きません。**危機がなくなると、交感神経と副交感神経のバランスが１：１の正常な状態に戻ります**。つまり、昔の人の自律神経の乱れは、一時的なものだったのです。

　一方で、**現代人のストレスは、命の危機というほど深刻ではありませんが、長期的に続きます**〔**右図**〕。そのため、交感神経が優位な状態が長く続くことになります。その結果、２つの自律神経のバランスが１：１ではなくなり、さまざまな不調が起こるのです。

大昔は短期戦、現代は長期戦

▶ 過去と現在のストレスの違い

現代は「生きるか死ぬか」の局面がめったにない代わりに、慢性的なストレスが長期的に続く。

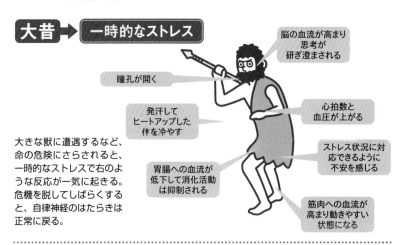

大昔 → 一時的なストレス

瞳孔が開く

発汗して
ヒートアップした
体を冷やす

脳の血流が高まり
思考が
研ぎ澄まされる

心拍数と
血圧が上がる

ストレス状況に対
応できるように
不安を感じる

胃腸への血流が
低下して消化活動
は抑制される

筋肉への血流が
高まり動きやすい
状態になる

大きな獣に遭遇するなど、命の危険にさらされると、一時的なストレスで右のような反応が一気に起きる。危機を脱してしばらくすると、自律神経のはたらきは正常に戻る。

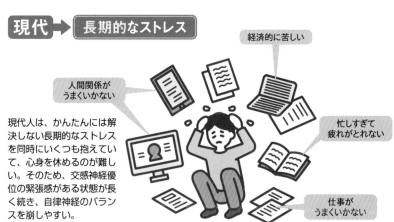

現代 → 長期的なストレス

人間関係が
うまくいかない

経済的に苦しい

忙しすぎて
疲れがとれない

仕事が
うまくいかない

現代人は、かんたんには解決しない長期的なストレスを同時にいくつも抱えていて、心身を休めるのが難しい。そのため、交感神経優位の緊張感がある状態が長く続き、自律神経のバランスを崩しやすい。

なるほど！　とわかる自律神経のしくみ **1章**

13 歳をとると自律神経も衰えていくもの?

なるほど! 加齢で**自律神経の機能は低下**する。
50〜60代では20代と比べて半減!

　自律神経も体のほかの器官と同じように、年齢とともに衰えていきます。自律神経のはたらきは20代を100%とした場合、**30代では20%**、**40代になると30〜40%も低下**し、**50〜60代になると半減**するともいわれています。

　自律神経のはたらきが低下すると、小さな不調が頻繁に起こるようになっていきます〔**図1**〕。

　たとえば、体温は皮膚の血流量や発汗などによって自律神経が調節していますが、その機能が低下すると発汗量が減るため、**暑がりになったり、逆に冷房がつらくなったりします**〔**図2**〕。

　さらに高齢になると、感覚器も老化します。すると、暑さや寒さを感じづらくなり、熱中症になってしまうなどの深刻なトラブルを招くこともあります。

　また、自律神経のはたらきが低下すると、血流が低下します。そのため、急に立ち上がったときにクラクラする**立ちくらみも起こりやすくなり、高齢者の転倒・骨折の原因となる**ことがあります。

　ほかにも頻尿になる、眠りの質が低下するなど、QOL（クオリティ・オブ・ライフ＝生活の質）の低下につながる問題が数多く起こってきます。

自律神経の機能の衰えが不調を引き起こす

▶ 自律神経が老化すると…〔図1〕

体のほかの器官や組織と同様に自律神経も機能が衰え、さまざまな不調が
起きる。

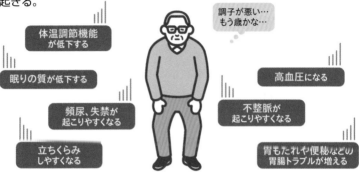

調子が悪い…
もう歳かな…

体温調節機能
が低下する

眠りの質が低下する

頻尿、失禁が
起こりやすくなる

立ちくらみ
しやすくなる

高血圧になる

不整脈が
起こりやすくなる

胃もたれや便秘など
胃腸トラブルが増える

▶ 年代による発汗量の変化〔図2〕

暑いと皮膚の血流が増えて体内の熱を逃がし、発汗によって体を冷やすが、
高齢になると発汗量がかなり少なくなるため、熱中症のリスクが高まる。

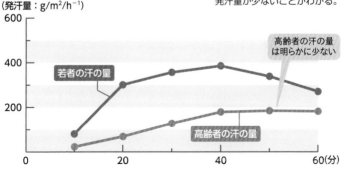

若年層と高齢者の太ももの汗の量

若者と高齢者を暑い環境に置き、太
ももの汗の量を測定した。高齢者の
発汗量が少ないことがわかる。

(発汗量：g/m²/h⁻¹)

高齢者の汗の量
は明らかに少ない

若者の汗の量

高齢者の汗の量

※出典：Y Inoue, M Nakao, T Araki et al「J Apple Physiol」

なるほど！ とわかる自律神経のしくみ **1**章

14 男と女では、どちらが自律神経が乱れやすい?

なるほど! 女性ホルモンと月経周期の関係から、女性のほうが自律神経は乱れやすい!

男性と女性で、自律神経の乱れやすさは異なるものでしょうか? これには、**女性ホルモン**が大きく関わってきます。

女性の心身は、**エストロゲン**と**プロゲステロン**という2種類の女性ホルモンに大きな影響を受けます。エストロゲンは妊娠に備えて子宮内膜を厚くするホルモンで、**自律神経のリズムを整え、心身のコンディションを高めてくれます**。プロゲステロンには、妊娠を助けるために、**体温を上げたり食欲を増進させたりするはたらきがあります**。2つのホルモンは、月経周期に合わせて増減します〔**図1**〕。

女性ホルモンの分泌を指示しているのは、脳の中枢である視床下部です。自律神経の中枢でもあるため、排卵後にホルモンバランスが急激に変化すると、その変化に視床下部がついていけなくなります。**その結果、自律神経も乱れてしまい、月経前にさまざまな不調が起こると考えられています**〔**図2**〕。

イライラ、憂鬱、倦怠感、異常な食欲、便秘など、月経前に起こるトラブルには女性ホルモンの影響もありますが、PMS(月経前症候群)のような重い不調は、自律神経の乱れも影響しているのです。このように、月経によるホルモンの変化があるぶん、**女性のほうが自律神経が乱れやすいと考えられるのです**。

自律神経と女性ホルモンは連動する

▶ 女性ホルモンの急変が視床下部に影響〔図1〕

排卵後には急激に2つの女性ホルモンの分泌量が入れ替わるため、視床下部が対応しきれず、自律神経まで乱れやすくなるといわれている。

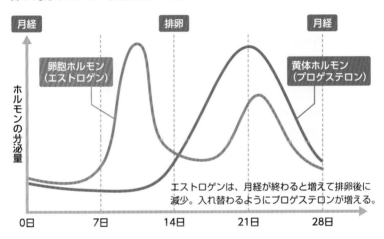

月経　　　　　　排卵　　　　　　月経

卵胞ホルモン（エストロゲン）

黄体ホルモン（プロゲステロン）

ホルモンの分泌量

エストロゲンは、月経が終わると増えて排卵後に減少。入れ替わるようにプロゲステロンが増える。

0日　　　7日　　　14日　　　21日　　　28日

▶ 自律神経と女性ホルモン、司令塔は同じ〔図2〕

自律神経の司令塔である視床下部は女性ホルモンのコントロールも行っているため、女性ホルモンと自律神経は連動して乱れると考えられている。

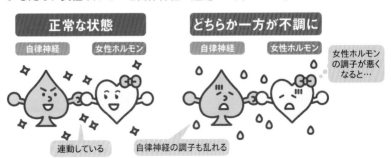

正常な状態

自律神経　　　女性ホルモン

連動している

どちらか一方が不調に

自律神経　　　女性ホルモン

女性ホルモンの調子が悪くなると…

自律神経の調子も乱れる

15 年齢で自律神経による 不調の症状は変わるの?

なるほど! 個人差は大きいけれど、
年齢ごとに現れやすい症状の傾向はある!

　自律神経が乱れて起こる症状は人それぞれに違いがありますが、
年齢によって現れる症状に傾向があります〔**右図**〕。

　青少年期は成長期でもあるため、体の中で大きな変化が起こっていま
す。その変化と連動するように**交感神経が急に強くはたらいたり弱
くなったりと、自律神経が不安定**になります。すると、立ちくらみや、
立っているのがつらい**起立性調節障害**が起こることがあります。

　青年期になると、仕事や人間関係などでストレスを抱える人が増
えます。そのために**イライラや不眠、便秘・下痢など**、交感神経の
暴走による不調を訴える人が多くなっていきます。

　中年期になると、仕事などのストレスはコントロールできるよう
になってきます。しかし、加齢によって副交感神経のはたらきが低
下してしまうため、自律神経のトラブルは続きます。動脈硬化など
の持病があると、**脳梗塞や心筋梗塞**といった重い病気につながるこ
ともあります。

　高齢期になると自律神経以外の神経や臓器などのはたらきも低下
してきます。体温調節や血圧調節がうまくいかなくなって**失神した
り、熱中症の症状や重い抑うつ症状**が見られたりと、トラブルが深
刻になりがちです。

生活環境にも影響される自律神経

▶ 年代別の自律神経の乱れの症状

青少年期（6〜18歳）

不登校につながることも

成長期の体の変化にともない、自律神経による循環調節（血流の調整）がうまくいかなくなる。

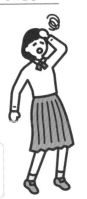

> おもな不調
> - 立ちくらみ
> - 起立性調節障害
> - 朝起きられない

青年期（19〜39歳）

ストレス要因の不調が多発

仕事などのストレスから、不眠やメンタルトラブルを起こしたり、会社に行こうとすると下痢をしてしまうといった不調が起こる。

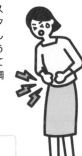

> おもな不調
> - イライラ
> - 不眠
> - 便秘や下痢

中年期（40〜64歳）

自律神経の病気が引き金に!?

加齢や長年の無理によって内臓が弱っているところに、副交感神経低下が起こり、深刻な病気を引き起こすこともある。

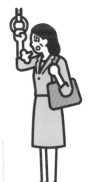

> おもな不調
> （持病がある場合）
> - 脳梗塞
> - 心筋梗塞

老年期（65歳以上）

体の機能低下も重なり深刻化

さまざまな内臓・器官の機能が低下していくことから、トラブルはより深刻になりがち。

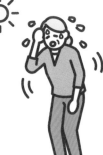

> おもな不調
> - 失神
> - 熱中症
> - 重い抑うつ症状

※年齢や年代の区分は目安。

16 自律神経が乱れていると老化が早まる?

見た目年齢はもちろん、
寿命まで短くしてしまう可能性がある!

　若々しさを維持するためには、細胞に酸素や栄養を運ぶ血液の質や流れが重要です。

　交感神経が優位になっているときは、毛細血管が収縮し、血液が脳や筋肉に集まった「血流の悪い状態」になっています。また、交感神経がはたらきすぎると胃腸のはたらきが低下して、良質な栄養の吸収がさまたげられます。身の周りのストレスによって**交感神経優位な状態が続いていると、細胞に十分な栄養と酸素が届かず、老化が進んでしまう**のです。

　また、メタボになって動脈硬化が進み、血流がさまたげられることによっても、健康的な若々しさが失われやすくなります（➡P32）。

　一方、**副交感神経が優位になりすぎている場合は、代謝が低下**することで老化が進みます。代謝が低下すると、古い細胞が新しい細胞に置き換わるサイクルが長くなり、体内に老廃物がたまってしまうのです〔**右図**〕。

　また、代謝が低下するとカロリーが消費されず、太りやすくもなります。近年、「**フレイル**」が注目されているように（➡P46）、老化に関するさまざまな研究結果が発表されています。健康でいるためには、自律神経をバランスのとれた状態に保つことが大切です。

若々しさのカギは血流

▶ 血流による新陳代謝

交感神経が優位な状態が続くと、血流が悪くなる。一方、副交感神経が優位な状態が続くと、代謝が低くなる。いずれの場合も、老化が進む。

自律神経のバランスがとれている

細胞に酸素や栄養が十分に行き渡り、新陳代謝が活発になる。

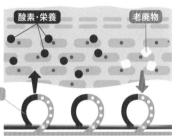

交感神経優位が続く

毛細血管が収縮するため、体の末端に血液が行き届かない。

副交感神経優位が続く

心拍が低下し、全身の血流がゆるやかになる。

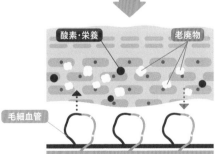

血液が細胞に十分酸素や栄養を届けられなくなり、新陳代謝が低下してしまう。

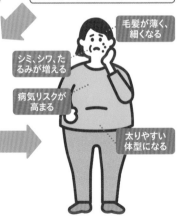

毛髪が薄く、細くなる

シミ、シワ、たるみが増える

病気リスクが高まる

太りやすい体型になる

年齢を重ねて心と体が弱まる状態「フレイル」

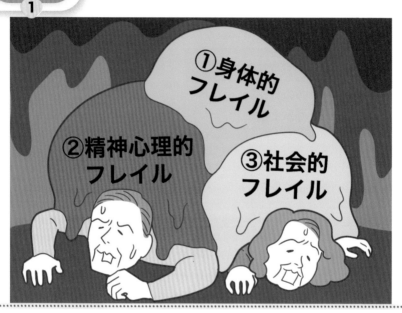

①身体的フレイル

②精神心理的フレイル

③社会的フレイル

　近年注目されている「**フレイル**」という言葉を聞いたことはあるでしょうか？　フレイルとは、加齢などによって心や体が衰えた状態を指します。もともと、英語で脆弱性を表すFrailty（フレイルティ）がもとになった医学用語で、健康な状態と介護が必要な状態の中間のようなイメージです。

　フレイルには、①**身体的フレイル**　②**精神心理的フレイル**　③**社会的フレイル**の３つの状態があり、相互に関係し合っています。そして、いずれのフレイルの改善にも自律神経がカギを握っています。

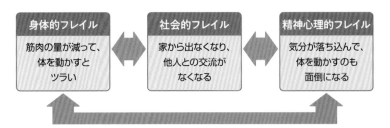

フレイルの負の連鎖 ひとつのフレイルが、別のフレイルを引き起こす。

身体的フレイル	社会的フレイル	精神心理的フレイル
筋肉の量が減って、体を動かすとツラい	家から出なくなり、他人との交流がなくなる	気分が落ち込んで、体を動かすのも面倒になる

身体的フレイルのおもな症状は、筋肉量の減少による運動機能の低下です。体を動かす**骨格筋の組織は、交感神経が正常にはたらかないと減少してしまう**ため、日ごろから**運動したり、生活のなかで体を動かしたりして、交感神経を適度に刺激する**ことが重要です。

精神心理的フレイルには、不安、うつ病、認知機能の低下などの症状が挙げられます。いずれもストレスが大きな要因になっているため、**副交感神経に対して交感神経が優位な状態が長期に及ぶと、精神心理的フレイルに陥るリスクが高まります**。規則正しい睡眠と食事、趣味をもつこと、上手なストレス発散法の積み重ねが大切になります。

社会とのつながりが乏しくなることを社会的フレイルといいます。身体的フレイルや精神心理的フレイルの結果、外出や人との交流が減り、**社会的フレイルを招く**ケースや、仕事を退職するなどして社会的フレイルが先行し、後発的に身体・精神心理的フレイルに陥るケースなど、3つのフレイルは相互に関連しています。

ひとつの要素がほかの2つの要素につながる悪循環に陥る前に、自律神経のバランスを整える生活習慣を身につけ、フレイルの芽を事前につみとっておく意識が大切です。

17 自律神経の不調に病名はついているの?

なるほど! 自律神経による不調に**正式な病名はない!**
便宜的に「**自律神経失調症**」と呼ばれる。

自律神経が乱れるとさまざまな不調が現れますが、なんという病気なのでしょうか? 「自律神経失調症」という言葉を聞くことがありますが、**自律神経失調症という病名は、正式にはありません**。

そのため、「いろいろと不調を訴えるけれども内臓の機能などに異常はない」という場合に便宜的につける病名と思っている医師もおり、**怠け病のような誤解がまだ強い**といえます。

しかし近年、多くの医師が自律神経失調による不調を認識するようになっており、正式な病名ではないものの「自律神経失調症」として対処してくれるようになってきました。とはいえ、自律神経失調症と診断をされても、**自律神経を確実に整える薬は、今のところありません**。そのため、頭痛があれば鎮痛剤、精神的に辛い場合は抗不安薬など、対症療法が治療の中心になっています。

そもそも、自律神経の本格的な研究自体、まだ始まったばかりです。五感として認識できる感覚神経や、動作として認識できる運動神経とは異なり、自律神経は「認識できない」ため、研究がなかなか進まなかったという側面があるからです。日本では日本自律神経学会によって研究が進められており、自律神経の乱れは便宜上「**自律神経不全**」「**自律神経機能障害**」として扱われています。

▶ 自律神経の乱れによるおもな症状

次のような症状が複数重なって長く続く、症状がよくなったり悪くなったりする場合は、自律神経が乱れている可能性がある。

症状が現れる部分	おもな症状
精神症状	不安、落ち込み、イライラ、怒りっぽい、集中力・注意力・記憶力の低下
全身症状	倦怠感、疲れやすさ、ふらつき、微熱、不眠、起きられない
頭	頭痛、頭重感
耳	耳鳴り、耳閉塞感
目	ドライアイ、涙目
口	乾き、口内炎、味覚障害、唾液過多
のど	つまる感じ、イガイガ感
呼吸器	息苦しい、息がつまる
心臓・血管	動悸、胸部圧迫感、高血圧、不整脈、立ちくらみ
生殖器	ED（勃起不全）、月経不順、PMS
泌尿器	頻尿、残尿感、尿が出づらい
手足	しびれ、痛み、冷え
筋肉・関節	こり、脱力
皮膚	多汗、乾燥、かゆみ

18 更年期障害も 自律神経が原因?

なるほど! 自律神経が**直接の原因ではない**が、**相互に関係**はしている!

一般的に、女性の閉経前後にあたる45〜55歳ごろを更年期といい、このころに起こるホルモンバランスの急激な変化〔**図1**〕による不調を**更年期障害**と呼びます。

更年期障害の不調には、ホットフラッシュ（顔がカーッと熱くなりのぼせたようになる）、動悸、イライラ、不眠、便秘、集中力低下などが挙げられます。

通常、**女性ホルモンは、視床下部が卵巣に指令を出すことで分泌**されます。しかし更年期になると、卵巣の機能が衰えて女性ホルモンが分泌されなくなります。にもかかわらず、**視床下部はあきらめず指令を出し続けるため、自律神経にも混乱が生じて、バランスが乱れてしまうのです**〔**図2**〕。

更年期には、**加齢による自律神経の低下**も加速しているので、それもあいまって、不調が起こりやすくなっています。不調の症状が強い場合には、病院の婦人科でホルモン補充療法などを受けるとよいでしょう。

また、男性も中高年になると、男性ホルモンのテストステロンが減ってきます。すると、**女性と同様に視床下部が混乱し、倦怠感や集中力の低下、男性機能の衰えなど**が発生することがあります。

女性ホルモンの減少が自律神経に影響

▶ 性ホルモンは急激に減少する〔図1〕

女性と男性のホルモン変化

女性ホルモンは40～50代で急激に減少するため、視床下部の混乱を招く。一方、男性ホルモンの減少のしかたは比較的ゆるやか。

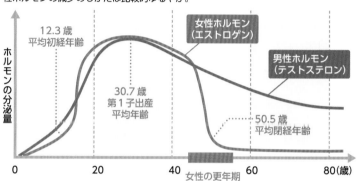

▶ 女性ホルモン不足で視床下部が混乱〔図2〕

視床下部が卵巣に女性ホルモン分泌の指令を出しても、卵巣の機能が衰えているため十分に分泌できない。視床下部は混乱して自律神経が乱れる。

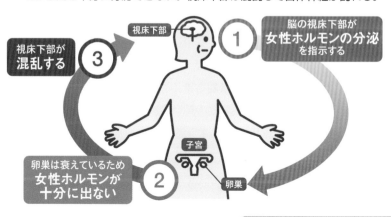

19 自律神経が乱れると重い病気になる?

なるほど! 免疫のバランスが崩れて、深刻な病気を起こしやすくなる!

　自律神経が不安定になると、たとえばがんのような重大な病気にもつながるリスクがあるのでしょうか?

　自律神経との関わりの前に、まずは免疫のしくみを知っておきましょう。免疫と深い関わりがあるのが、血液中の白血球です。**白血球は顆粒球、リンパ球、単球（マクロファージ）で構成**されており、約6：3.5：0.5という比率でバランスを保っていると、正常に免疫がはたらきます〔**右図**〕。

　しかし、**交感神経が優位な状態になると、顆粒球が増えてリンパ球が減ります**。顆粒球には体外から侵入したウイルスや細菌などの異物を、活性酸素を出しながらやっつけるはたらきがあります。そのため、顆粒球が増えると、それにともなって活性酸素も増加します。活性酸素は本来、異物を攻撃しますが、過剰になると自分の体も傷つけてしまいます。そのため、慢性的に過剰な状態が続くと、**動脈硬化やがんなどを引き起こす**こともあります。

　リンパ球には、体に異物との闘いの記録を残して、異物が再び侵入したら速やかに対処できるよう備えるはたらきがあります。また、**リンパ球は初期のがんを見つけて退治してくれる**ので、自律神経が乱れてリンパ球が減ると、がんになりやすくなるといえます。

052

免疫バランスが崩れて病気リスクが高まる

▶ 免疫細胞 白血球のバランス

ストレスがかかって交感神経が優位になりすぎると、白血球のうちの顆粒球が増えてリンパ球が減り、免疫バランスが崩れてしまう。

正常 ➡ バランスがとれている状態

顆粒球

リンパ球

単球

6 　　　　　3.5 　　0.5

交感神経優位 ➡ 顆粒球が増える

顆粒球

リンパ球

単球

シミ、シワが
気になる
……

おもな症状

● **活性酸素が増える。**
（動脈硬化などの病気になりやすい、
シミ・シワが増えるなど老化が進む）
● **リンパ球が減ってがんになりやすくなる。**

副交感神経優位 ➡ リンパ球が増える

顆粒球

リンパ球

単球

クシュン！

おもな症状

● **アレルギー症状がひどくなる。**
● **風邪などの感染症にかかりやすくなる。**

20 便秘になるのは 自律神経のせい？

なるほど！ 栄養や水分の不足だけでなく、自律神経が原因の場合も！

便秘の原因はさまざまですが、自律神経も関係しているのでしょうか？

腸は第二の脳といわれるほど、神経細胞が多く集まっている器官です。そのため、自律神経による影響も受けると考えられます。

便を押し出す腸の<u>蠕動運動は、副交感神経が優位な状況で活発</u>になります。ストレスや緊張によって<u>交感神経が優位な状況になると、呼吸や血液循環などにエネルギーを使い、消化にエネルギーを割けなくなってしまいます</u>。そのため、交感神経が優位な状況が慢性化すると、結果として便秘につながってしまうのです。

また、自律神経の乱れは高齢になるほど起こりやすくなりますが、便秘の症状も高齢になるにつれて多くなることに、相関関係があると考えられています〔**図1**〕。

なお、一般的に知られる便秘の原因は、**腸によい栄養分の不足**です。食物繊維、オリゴ糖などの栄養素を摂取するように意識するなどの食事内容の見直しはもちろん大事ですが、自律神経のバランスが乱れていないかもチェックしてみるとよいでしょう〔**図2**〕。<u>睡眠時間を確保したり、朝1杯の水や朝食をとったり</u>して、副交感神経にはたらきかけることが大切です。

自律神経の乱れも便秘の一因

▶便秘の自覚症状〔図1〕

自律神経のはたらきが大きく低下してくる年代になると、もともと便秘になりやすい女性だけでなく、男性の便秘も増えていく。

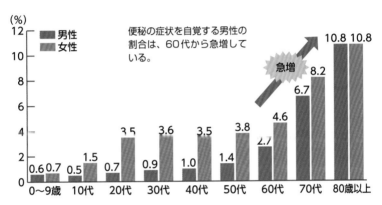

(%)

便秘の症状を自覚する男性の割合は、60代から急増している。

急増

■男性　■女性

	0〜9歳	10代	20代	30代	40代	50代	60代	70代	80歳以上
男性	0.6	0.5	0.7	0.9	1.0	1.4	2.7	6.7	10.8
女性	0.7	1.5	3.5	3.6	3.5	3.8	4.6	8.2	10.8

※出典：厚生労働省「平成28年国民生活基礎調査 人口千人に対する、便秘の有訴者率」

▶自律神経の乱れが原因の便秘かチェック！〔図2〕

以下のような項目に当てはまる場合、自律神経の乱れによる便秘の可能性が高いので生活習慣を見直そう。

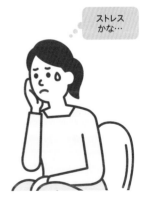

ストレスかな…

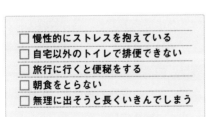

- ☐ 慢性的にストレスを抱えている
- ☐ 自宅以外のトイレで排便できない
- ☐ 旅行に行くと便秘をする
- ☐ 朝食をとらない
- ☐ 無理に出そうと長くいきんでしまう

21 自律神経による不調と 似た症状の病気がある?

 なるほど! いろいろな症状が現れる病気は、 自律神経の乱れとまちがえやすいので注意!

　自律神経のバランスが崩れると、不眠や高血圧、やる気の低下など、さまざまな症状が現れます。改善のためには、生活習慣の見直しが重要ですが、ひとつ注意が必要です。

　自律神経による不調の症状はとても幅広いため、**ほかの重大な病気の症状に似ている場合があります**。そのため、生活を改めればよいとほうっておくと、病気が進行してしまう可能性もあります。似ている症状の病気の特徴を頭に入れておき、**症状が長引くときは早めに病院で相談**することが大切です〔**右図**〕。

　自律神経の不調と症状が似た病気で代表的なものは、**うつ病**です。**初期には精神的な症状があまり見られず、頭痛や倦怠感など身体的な不調が多くあらわれ**ます。このようなうつ病を「仮面うつ病」と呼びますが、特に仮面うつ病の場合は、自律神経の乱れとまちがえられることがよくあります。

　いち早く治療を開始したほうがよい病気でも、自律神経の乱れと同じような症状が起こる場合があります。たとえば**脳幹部に腫瘍ができた場合はふらつきや耳鳴り、めまい、頭痛など**の自律神経の乱れとよく似た症状が起こります。また、**発汗や高血圧、動悸などが起こるバセドウ病**も、混同しやすい病気のひとつです。

▶ 自律神経の乱れによる不調とまちがえやすい病気

自律神経の不調の症状と診断されてしまう病気には、以下のようなものがある。

① うつ病

自律神経の乱れと比べると精神的症状が強く出るのが一般的。

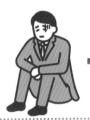

ここに注意！

頭痛や倦怠感など、身体的な症状が強い場合（仮面うつ病）は、特に自律神経の不調とまちがわれやすい。

② バセドウ病

甲状腺刺激ホルモンの分泌異常により、発汗、動悸、高血圧、精神不安、手の震えなどが起こる。

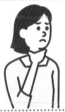

ここに注意！

発汗や高血圧など、交感神経が優位なときの症状とよく似ている。年代によっては更年期障害と誤診されるケースも。

③ 脳腫瘍

脳幹に腫瘍ができると平衡感覚が損なわれて、ふらつきやめまい、耳鳴りといった症状が起こる。

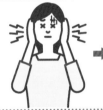

ここに注意！

頭痛が起こらないと脳のトラブルと診断しにくく、自律神経トラブルとまちがえられることもある。

④ 糖尿病

疲れやすさ、慢性的な倦怠感、のどの渇き、手足のしびれなどが初期に起こりやすい。

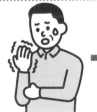

ここに注意！

健康診断で見つかりにくい「隠れ糖尿病」の場合、合併症で起こる症状が自律神経失調症とまちがわれることがある。

糖尿病の薬にも！注目のホルモン「GLP-1」

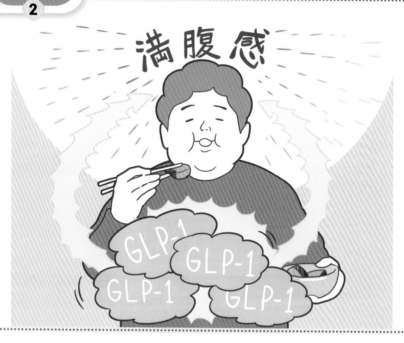

　近年、**GLP-1（glucagon-like peptide-1）** という消化管ホルモンが、**過食や肥満、糖尿病の症状を改善するはたらきがある**として注目を集めています。

　GLP-1は、食事による腸への刺激（栄養素の腸への作用、胃腸伸展刺激）によって**分泌**されます。腸から分泌されたGLP-1は、腸の近くに分布する自律神経（内臓感覚神経）に作用します。すると、この神経による電気情報が脳へ伝わることで**満腹感が生まれ、**

GLP-1 をはたらかせる方法　おもに3つの方法がある。

GLP-1 製剤	食べ物	希少糖アルロース

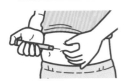
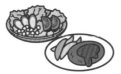
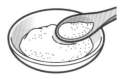

注射や飲み薬がある。薬剤の脳への直接作用による副作用に注意が必要。

腸が刺激され GLP-1 が分泌。自律神経に作用して満腹感が生まれる。

食べ物と同じ経路をたどるが、カロリーゼロなのでダイエットに最適。

食後の血糖値の上昇が抑えられることがわかりました。

　近年、体内で分解しにくい GLP-1 製剤が糖尿病治療薬として使われています。薬として使用されるときは、多くの場合、体に薬液を注射します。その際、目的としない脳領域にも作用して、**吐き気や嫌悪感などの副作用**が出ることがあります。GLP-1 をダイエットで投与する方法も出てきていますが、副作用に注意が必要です。

　薬にたよらずとも、GLP-1 を効果的にはたらかせる方法はあります。それが、**野菜やおかず（肉・魚）から食べ始める食事法**です。野菜で胃・腸をふくらませたり、肉・魚を食べたりすると、GLP-1 の効果で満腹感が生まれ、主食（ごはん・パン）による血糖上昇をゆるやかにすることができます。

　最近では、GLP-1 の分泌をうながす成分として、カロリーがほぼゼロの**希少糖アルロース**の研究も進んでいます。コーラやジャムなどの一部の加工品には微量が含まれていますが、その程度の量では効果がありません。これからの研究によって、過食や肥満を改善する食材としての実用化に期待がかかっています。

なるほど！　とわかる自律神経のしくみ　**1**章

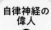

脳の不思議に心奪われ、ニューロン説を実証

サンティアゴ・ラモン・イ・カハール

(1852-1934)

　19世紀末、脳の神経細胞がほかの臓器の細胞とは異なり、樹状突起と軸索から構成されていることがわかりました。これは、イタリアの病理学者、カミッロ・ゴルジが編み出した、脳のスライスを染色して観察する「ゴルジ染色」という手法によるものです。ゴルジ染色で観察された神経細胞は、脳の神経が網のように互いにつながっているという「網状説」を裏づけるものとされ、ゴルジ自身もこの説を強く支持しました。網状説によると、脳の神経ひとつひとつは独立してはたらきません。

　一方、脳神経は独立してはたらくと主張する「ニューロン説」派の中心がカハールです。カハールはスペインの貧しい山村に生まれました。子どものころはイタズラっ子でしたが、成長すると医学を志すようになります。特に脳の神経細胞の魅力にとりつかれ、たどり着いたのが「ニューロン説」です。

　カハールは、ゴルジ染色を使ってこのニューロン説を裏付ける証拠を用意し、ゴルジと真っ向から対立します。そんなとき、2人は同時にノーベル生理学・医学賞（1906年）を受賞することになります。授賞式の前後には、お互いの擁護者が大論戦を展開したようです。

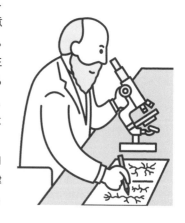

　現在、電子顕微鏡によってニューロン説が決定的優位となっており、自律神経の研究にも欠かせない理論となっています。

2章

知りたい！
自律神経と生活習慣

生活習慣が乱れると、
自律神経のバランスは崩れやすくなります。
どのような生活習慣が悪影響を及ぼすのかを
具体的にみていきましょう。

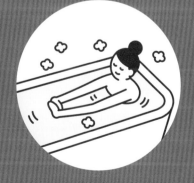

22 体内時計ってなに？体のどこにあるの？

なるほど！ 「時計遺伝子」が体のあちこちにあり、
自律神経と連動している！

　人の体に「**体内時計**」があることは古くからわかっていましたが、それは脳内にあるのだろうと考えられてきました。しかし近年になり、体内のいろいろな活動を"時間"でコントロールしている「**時計遺伝子**」が体のあちこちにあることがわかってきました。

　時計遺伝子の中枢は脳の視床下部の視交叉上核（→P65）という部分にあり、体内時計の司令塔的な役割をしています。また、それぞれの内臓には**末梢時計遺伝子**が存在しています。その時計に従って、たとえば肺は真夜中から明け方にかけて新陳代謝を行うなど、生きるために必要な活動をしています〔**図1**〕。

　つまり時計遺伝子は、視床下部にある中枢の遺伝子と、内臓などにある末梢の遺伝子が連携してはたらいているのです。これは自律神経のシステムと非常によく似ていますが、それもそのはずで、**自律神経と時計遺伝子は連動してはたらいている**のです。そのため、時計遺伝子の調子が悪いと、自律神経も影響を受けて乱れてしまうのです〔**図2**〕。

　人の体内時計には個人差があり、規則正しい生活をしていないと、どんどんズレて不調の原因になってしまいます。就寝や起床、食事時間など、自分に合った生活リズムを継続することが大切です。

時計遺伝子が自律神経と連動している

▶ 時計遺伝子は体内のいたるところに存在している〔図1〕

視床下部にある時計遺伝子は、内臓など体のあちこちにある末梢時計遺伝子と連携してはたらいている。

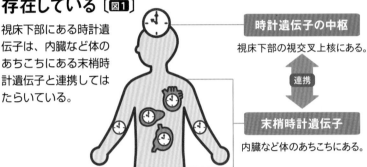

時計遺伝子の中枢

視床下部の視交叉上核にある。

連携

末梢時計遺伝子

内臓など体のあちこちにある。

▶ 時計遺伝子が生み出す1日の生活リズム〔図2〕

快適に1日を過ごすことができるのは、時計遺伝子が時間に合わせて体を最適化しているから。自律神経は、時計遺伝子と連動してはたらいている。

時計遺伝子による1日の体の変化

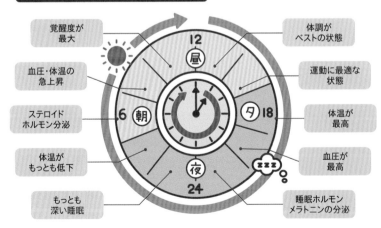

- 覚醒度が最大
- 血圧・体温の急上昇
- ステロイドホルモン分泌
- 体温がもっとも低下
- もっとも深い睡眠
- 体調がベストの状態
- 運動に最適な状態
- 体温が最高
- 血圧が最高
- 睡眠ホルモンメラトニンの分泌

23 体内時計も 1日24時間？

なるほど！ きっちり24時間というわけではなく
個人差があり、**太陽の光でリセット**される！

　いわゆる一般的な時計は1日を24時間で刻みますが、人の体内時計はどうなのでしょうか？

　昔から人は、太陽が昇ると起きて、沈むと体を休めるという生活をしてきました。地球の自転周期は24時間ですが、日照時間が異なる夏と冬とでは1日の長さは感覚的には違います。ですから、**体内時計も一律で24時間にセットされているわけではありません**。

　しかし、人には体内時計をリセットするシステムが備わっているため、体内時計が多少ズレていても大きな問題はありません。その**リセットの方法とは、太陽の光を浴びること**です。

　時計遺伝子の中枢がある視交叉上核は、眼球から伸びる視神経が交差するところにあり、目からの信号をキャッチしやすい部位です。この視交叉上核が太陽の光を確認すると、体内時計がリセットされ、新しい1日をスタートさせるのです〔**右図**〕。

　海外旅行で体験する「時差ボケ」は、体内時計と実際の時間がズレてしまうことが原因ですが、眠くても朝に太陽光をしっかり浴びると、体内時計を現地時間に合わせることができて楽になります。ちなみに、**日本人の平均体内時計は24時間10分**だということがわかっています。

体内時計は太陽光でリセットされる

▶時計遺伝子の指示系統

眼から入った太陽光は、眼球の視神経が交差するところにある視交叉上核で認識される。そうすると、視交叉上核の時計遺伝子の中枢が、全身の内臓にある末梢時計遺伝子に、活動を指示する。

1 太陽の光を視交叉上核がキャッチ

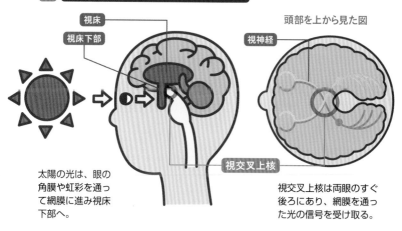

頭部を上から見た図

視床

視床下部

視神経

視交叉上核

太陽の光は、眼の角膜や虹彩を通って網膜に進み視床下部へ。

視交叉上核は両眼のすぐ後ろにあり、網膜を通った光の信号を受け取る。

2 中枢の時計遺伝子が全身の体内時計に活動を指示

太陽を浴びることで、司令塔の時計遺伝子が、体のあちこちにある末梢の時計遺伝子に、活動開始を指示する。

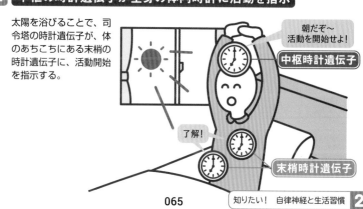

朝だぞ〜
活動を開始せよ！

中枢時計遺伝子

了解！

末梢時計遺伝子

24 なぜ体内時計を整えたほうがいいの?

なるほど！ 整えないと、**交感神経がはたらかず代謝や活動量が低下**するから！

朝日を浴びると体内時計はリセットされますが（➡P64）、正確にいうとリセットされるのは中枢の体内時計（＝時計遺伝子）のみで、そのままでは末梢の体内時計はリセットされません。

末梢の体内時計がリセットされないと、中枢の体内時計とズレが生じます。そうすると、**本来優位になるべき交感神経がはたらかず、代謝や活動量が低いまま**になってしまいます。

中枢の時計と末梢の時計を同期させるためには、朝食をとることが大切です〔**図1**〕。これは、次のような実験で実証されています。朝7時に起きて、夜23時過ぎに就寝するという条件で、「**❶食事を7時・12時・17時にとった場合**」と、「**❷5時間ずらして12時・17時・22時にとった場合**」とで比べてみると、❶は中枢の時計と末梢の時計が同じリズムを刻むのに対し、❷は**末梢の時計が遅れてリズムを刻む**ようになったのです〔**図2**〕。

また、普段あまり朝食を食べない大学生を対象に、「**A食べるようにした人たち**」と、「**Bそのまま朝食を食べない人たち**」とで体内時計を比較してみると、**Aのほうが交感神経や副交感神経の1日のピークが2時間程度早まりました**。さらにAは、コレステロール値が明らかに低いという結果も出ています。

体内時計を同期させるのは朝食

▶体内時計の同期のメカニズム〔図1〕

朝食を食べると、交感神経と副交感神経が1日の活動をスタートさせる。

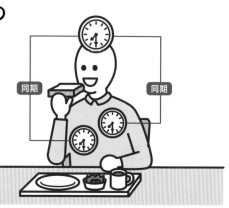

ホルモン分泌、代謝、体温などの調節といったリズムが、中枢の時計遺伝子と同期する。

▶朝食を食べた場合と食べない場合の比較〔図2〕

7時起床、23時就寝と、同じ条件でAさんとBさんで比較した場合、朝食を食べたAさんは中枢と末梢の時計遺伝子が正しく同期した。一方、食事を12時にしたBさんの末梢時計遺伝子は遅れてはたらいた。

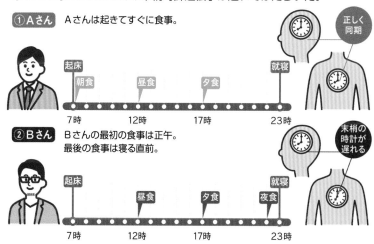

① Aさん　Aさんは起きてすぐに食事。

正しく同期

起床　朝食　昼食　夕食　就寝
7時　12時　17時　23時

② Bさん　Bさんの最初の食事は正午。
最後の食事は寝る直前。

末梢の時計が遅れる

起床　昼食　夕食　夜食　就寝
7時　12時　17時　23時

25 曇っている日は 体内時計はどうなるの?

なるほど! 曇っていても太陽光は十分。
光を取り込めば**体内時計をリセット**できる!

体内時計をリセットするには、明るさを表す単位でいうと**照度2,500ルクス以上の太陽光**が必要です。曇っていても 10,000ルクス、雨でも 5,000 ルクス程度の明るさはあるので、**晴れていなくても体内時計をリセットするには十分**です〔**図1**〕。

朝はカーテンを開けて、なるべく窓辺で過ごしましょう。晴れていてもカーテンが閉まっていると、**室内の照明は 500〜1,000ルクス程度**にしかならないので体内時計は起動しません。**朝起きたらカーテンを開ける**ことを習慣にしましょう。家の日当たりが悪い場合は、**5分ほどでもよいので、外に出る**のがおすすめです。

体内時計をしっかりはたらかせて体のコンディションをよい状態に保つためには、起床後なるべく早く光を浴びることが大切です。すぐにできない場合でも、**2時間以内にはリセット**するようにしましょう。それ以上遅れてしまうと、リセットがうまくいきません。

また、**太陽の光を浴びると、睡眠ホルモンであるメラトニンの分泌が止まり、心身を覚醒させるセロトニンが分泌**されます（➡ P24）。セロトニンは自律神経のバランスを整えるはたらきもあるため、朝の太陽光で分泌をうながすことは、自律神経の正常化にダブルで役立つのです。

屋内でもカーテンを開けて太陽光を浴びる

▶ 身の周りの光の明るさ（照度）〔図1〕

晴天でなくても屋外に出れば、体内時計のリセットに必要な明るさ以上の太陽光を浴びることができる。室内でも、窓のカーテンを開けて光を浴びれば、2,500ルクスの基準はクリアする。

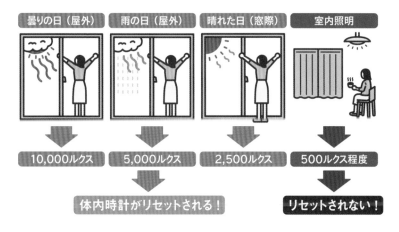

曇りの日（屋外）	雨の日（屋外）	晴れた日（窓際）	室内照明
10,000ルクス	5,000ルクス	2,500ルクス	500ルクス程度
体内時計がリセットされる！			リセットされない！

▶ 窓との距離は1m以内が目安〔図2〕

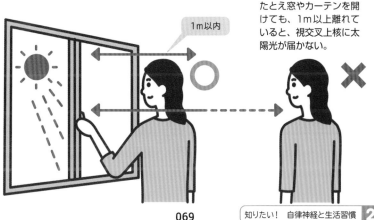

1m以内

たとえ窓やカーテンを開けても、1m以上離れていると、視交叉上核に太陽光が届かない。

26 一番集中できるのは 何時ごろ?

 朝起きてから4時間後が集中力のピーク。 頭を使う仕事は**起床後4〜5時間以内に！**

　体内時計がリセットされるとセロトニンが分泌され、交感神経が高まるなどして、心身は覚醒していきます。**覚醒状態がピークになるのは起床後4時間後**ぐらい。つまり、7時起床なら11時がもっとも集中できる時間（ゴールデンタイム）といえます。そのため**大切な仕事は午前中に済ませてしまう**のがおすすめです。

　出社したらまずはメールをゆっくりチェック…、と貴重な時間を非効率的に使ってしまう人は少なくありません。**午前中は企画書を作成するなどの頭を使う仕事をする**と、1日を効率的に使えて労働時間も短縮できるはずです。

　起きてから4時間前後の、脳のゴールデンタイムでもボーッとしてしまうという人は、睡眠時間が足りていないか睡眠の質が低いことが考えられます。生活習慣の改善を検討しましょう（➡3章）。

　13〜15時になるとドーパミンやノルアドレナリン、アドレナリンの血中濃度が最高潮になり、さらに**15〜17時には交感神経のはたらきが最高潮**になります（➡P25）。神経伝達物質やホルモンがしっかり分泌されていると気分が安定し、交感神経が優位になることで積極的に仕事ができます。そのため、ミーティングや外回りなど、**アクティブな仕事は午後に行う**とよいでしょう。

起床から4時間後がゴールデンタイム

▶ 理想的な1日のスケジュール

ここでは、オフィスワーカーの1日を例に紹介。

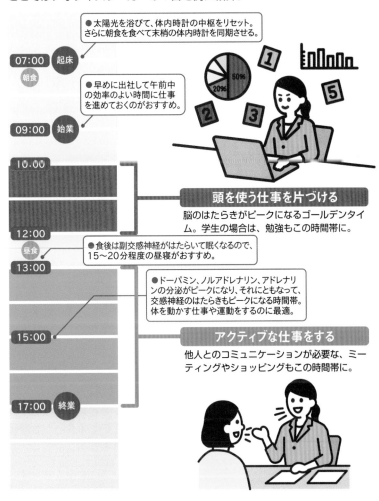

07:00 起床 朝食
- 太陽光を浴びて、体内時計の中枢をリセット。さらに朝食を食べて末梢の体内時計を同期させる。

09:00 始業
- 早めに出社して午前中の効率のよい時間に仕事を進めておくのがおすすめ。

10:00

12:00

頭を使う仕事を片づける

脳のはたらきがピークになるゴールデンタイム。学生の場合は、勉強もこの時間帯に。

昼食 **13:00**
- 食後は副交感神経がはたらいて眠くなるので、15〜20分程度の昼寝がおすすめ。

- ドーパミン、ノルアドレナリン、アドレナリンの分泌がピークになり、それにともなって、交感神経のはたらきもピークになる時間帯。体を動かす仕事や運動をするのに最適。

15:00

アクティブな仕事をする

他人とのコミュニケーションが必要な、ミーティングやショッピングもこの時間帯に。

17:00 終業

27 食後に眠くなるのは 食べるもののせい?

なるほど! 食後の自律神経の切り替わりが眠気を誘発。
糖質の多いものを食べたときにも眠くなる!

昼食後の時間帯、眠くなってしまう人も多いのではないでしょうか? 食事の直後は交感神経が優位ですが、やがて**消化吸収のために副交感神経が優位**になります。その切り替わりが急激だと、強い眠気をもよおしてしまうのです。

午後、眠くならずに活動するためには、副交感神経のはたらきをゆっくり高めることが必要です。おすすめは**食事前の1杯の水**。水を飲むと胃腸に「食事開始」の合図が送られ、胃腸があらかじめ副交感神経を高めるので、切り替わりがゆるやかになります。

また、少しずつゆっくり噛んで食べると、副交感神経優位に急激に切り替わるのを抑えられます。

眠気には血糖値も関係します。麺類などの糖質の多い食事をすると、急激に血糖値が上がります。すると、血糖値がピークを迎えたあと急激に下がるので、眠気やイライラが起こるのです〔**図1**〕。

昼は糖質の多い食事になりがちですが、野菜など**食物繊維が多いものから食べ始めると、糖質の吸収を防いで血糖値の上昇がゆるやかに**なります〔**図2**〕。また、ゆっくり噛んで食べると、血糖値の急激な上昇を防げます。一定のリズムで噛むことでセロトニンの分泌をうながすことができ、午後の集中力アップにも役立ちます。

血糖値を急激に上げないのがポイント

▶ 血糖値の急上昇・急降下による眠気に注意 〔図1〕

急激に上がった血糖値は下がり方も急激。そのとき、眠気やイライラなどのトラブルを招く。

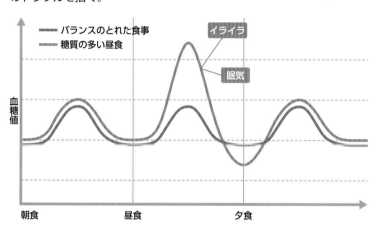

▶ 血糖値の急上昇を防ぐ食べ方 〔図2〕

糖質（炭水化物）の量を減らすのが難しい場合は、野菜サラダなどからスタートし、ゆっくり食べるようにする。

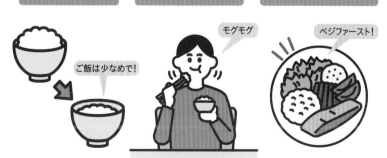

Q 昼寝で「認知機能」が向上！どれくらいアップする？

| 15% | or | 34% | or | 62% |

認知機能とは、物事を理解し判断する能力のこと。昼寝をするとこの認知機能が向上し、仕事の効率が上がることが明らかになっています。はたして、どれくらい認知力がアップするのでしょうか？

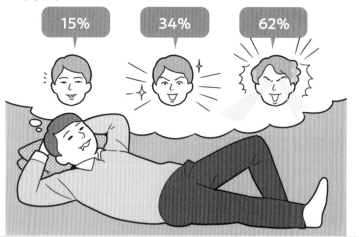

そもそも、昼食後に眠くなるのはどうしてでしょうか？　食事をすると副交感神経が優位になり、休息モードに入るため眠くなります（➡P72）。**さらに、午後の早い時間帯は自律神経のリズムを考えても眠くなる時間帯**です。そのため、昼食後は睡魔におそわれやすいのです。

体内の時計遺伝子に刻まれたリズムでは、14〜16時に眠気の
ピークがくるように設定されており、**がまんをして仕事や勉強を続
けても生産性は上がりません**。可能であれば、いっそ食後に昼寝を
してしまうのが効果的です。

　昼寝のコツは30分未満で起きること。それ以上長くなると逆に
眠気が増し、長期的に続けると認知症リスクが高まります。また、
スッキリ目覚められるように昼寝前にコーヒーや緑茶などでカフェ
インを摂取しておき、深い眠りに入らないよう座ったまま眠るのが
ポイント。部屋を暗くして眠るとなおよいでしょう。

　このような昼寝は**認知機能を34%、注意力を54%も向上**させ
ることがNASA（アメリカ航空宇宙局）の研究でわかっています。
ほかの研究機関でも同様の結果が出ており、GoogleやApple
のような世界的な企業が仮眠スペースを設けるなど、**昼寝（パワー
ナップ）を推奨する企業も増えてきています**。

　というわけで、正解は「34%」。自律神経が認知機能におよぼす
役割には、まだわかっていないことがたくさんあります。研究が進
めば、もっと効率的な昼寝の方法が推奨されるかもしれませんね。

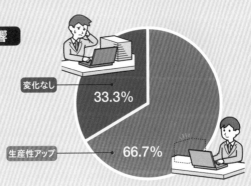

昼寝の生産性への影響

睡眠の改善に取り組む企業・
スリープテックの実証実験に
よると、仮眠をとることで生
産性が高まったと回答した割
合は、参加者全体の6割強に
およんだ。

変化なし **33.3%**

生産性アップ **66.7%**

28 運動によって行うとよい時間帯が違う?

なるほど! 負荷が大きい運動は日中に。
夜はゆるやかなヨガなどがおすすめ!

　自律神経を正常に保つには、適度な運動をすることが大切です。ところで、運動を行う時間帯によって、効果に違いが出るということはあるのでしょうか?

　ランニングや筋トレなど、心拍数が上がる**負荷が大きい運動は、交感神経のはたらきが高まる日中(起床後〜15時ごろまで)に行うと、代謝が上がり効果的**です〔右図左〕。また、午前中に激しい運動をすると、体が活動モードに切り替わるため、1日を活発に過ごすことができます。

　反対に、負荷の大きい運動を夜に行うのはおすすめできません。**運動によって交感神経が優位になるため、寝つきが悪くなる**原因になります。

　夜に行うなら、ヨガやストレッチなどゆったりとした運動がおすすめです。特にヨガは呼吸も整えてくれるので、副交感神経のはたらきが高まり、体がリラックスします〔右図右〕。

　ダイエットや健康のために負荷の大きい運動をしたいけれど、夜しか時間がないという人は、夜のなるべく早めの時間帯に行いましょう。また、**運動のあとに入浴することで、副交感神経を優位に切り替える**ことができます。

行うべき運動は時間帯で変わる

▶日中と夜で異なるおすすめの運動

 日中

負荷が大きく、交感神経を刺激するような運動は日中に行うとよい。強度の目安は会話ができる程度がおすすめ。運動効果も高く、体へ負担をかけすぎずに行うことができる。

 夕方〜夜間

夜はしっかり呼吸をしながら行うゆるやかな運動で副交感神経を高めるとよい。ストレッチやヨガは日中に緊張した筋肉をゆるめる効果もあるため、ぐっすり眠ることができる。

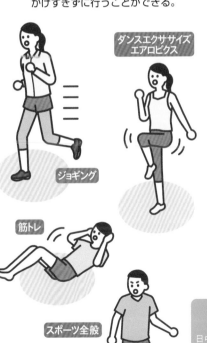

ダンスエクササイズ
エアロビクス

ジョギング

筋トレ

スポーツ全般

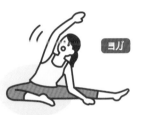

ヨガ

ストレッチ

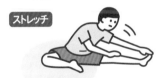

ウォーキング

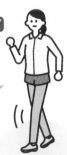

ウォーキングは日中もおすすめ

日中だから負荷の大きい運動をしなければいけないわけではない。リズミカルな運動はセロトニンの分泌をうながすので、朝のウォーキングもおすすめ。

29 風呂は熱いほうがいい？ ぬるいほうがいい？

なるほど！ 夜はぬるめのお湯にゆっくりつかる。朝は熱めのシャワーを浴びるとよい！

陽だまりにじっとしていると眠くなるように、ポカポカとした温かさは副交感神経を優位にします。入浴も同様で、**38～40℃ぐらいのぬるめのお湯にゆっくりつかると眠りやすくなります**。

入浴のタイミングは、**眠る1時間くらい前がベスト**。睡眠時、体は体温を徐々に下げていきます。そのため就寝約1時間前に入浴しておくと、体が冷えていくタイミングと眠りのために体温を下げるタイミングがシンクロして、スムーズに入眠できます〔**図1**〕。

朝に入浴する人は、**お湯の温度を熱めにすると交感神経が優位になって目が覚めます**。入浴は夜派だけど朝にスッキリしたいという人は、熱いシャワーをサッと浴びるだけでも効果的です〔**図2**〕。

ちなみに、**熱さだけでなく冷たさにも交感神経を優位にするはたらきがあります**。そのため、冬にふとんが冷たいと、せっかく眠ろうとしているのに交感神経が高まって眠れなくなります。あらかじめふとん乾燥機や湯たんぽなどでふとんを温めておくと、寝つきがよくなるでしょう。

ただし、電気毛布などで温め続けると汗をかいてのどが渇き、眠りが浅くなります。寝つくことさえできればよいので、タイマーをセットして温め続けないようにしましょう。

入浴のしかたも時間帯で変わる

▶ 入浴は就寝の1時間前に〔図1〕

夜になると体温は下がっていく。そのタイミングと入浴後の体が冷めていくタイミングを同調させると、眠りに入りやすい。

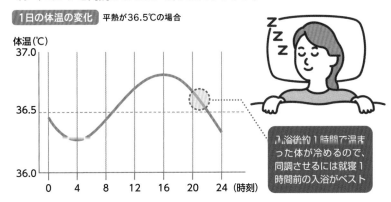

1日の体温の変化 平熱が36.5℃の場合

体温(℃)

入浴後約1時間で温まった体が冷めるので、同調させるには就寝1時間前の入浴がベスト

▶ お湯の最適な温度〔図2〕

夜と朝では、お湯の温度を変えるとよい。

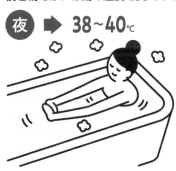

夜 ➡ 38〜40℃

ぬるめのお湯にゆっくりつかると、副交感神経が優位になって心身ともにリラックス。眠りに入りやすくなる。

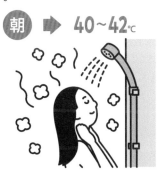

朝 ➡ 40〜42℃

熱めのシャワーを浴びると交感神経が優位になるため、スッキリと目覚めることができる。

知りたい！ 自律神経と生活習慣 **2**章

30 夜に眠くならない… その原因はなに？

なるほど！ 強い光、大きな音が
メラトニンの分泌をさまたげる！

　スッキリ目覚めるためには太陽の光が重要であるように、体内時計や自律神経は光に大きく影響を受けます。夜になると副交感神経が優位になり、少しずつ眠りに備えていきますが、**明るい光のなかにいると交感神経が高まり、眠くなりにくくなります**。

　また、騒音や大音量の音楽なども交感神経を優位にします。そのため、夜遅くまでにぎやかな番組を見ていると、副交感神経がなかなか優位にならず寝つきが悪くなってしまいます。

　光や音はホルモンにも影響をおよぼします。起床後14〜16時間経つと睡眠ホルモンと呼ばれる**メラトニン**の分泌が始まり、その2時間後ぐらいにピークに達します。7時に起床する人なら21時ぐらいから分泌が始まり、ピークは23時ぐらいになるということです〔**図1**〕。このメラトニンは、朝に太陽光を浴びると分泌が止まるのですが、**夜に光を浴びるとそもそもの分泌量が減ってしまいます**。

　そのため、夜はなるべくテレビやパソコン、スマホを遅くまで見ないように気をつけましょう〔**図2**〕。室内全体を照らす明るい照明もよくありません。寝る1時間ぐらい前になったらテレビを消して、間接照明に切り替えるなど、部屋をほの暗い程度の明るさにしておくのが理想的です。

メラトニンの分泌が眠りをうながす

▶ 1日のメラトニンの分泌量の変化〔図1〕

メラトニンは太陽の光を浴びると分泌が止まり、代わりにセロトニンが分泌される。そのセロトニンをもとに夕方以降はメラトニンがつくられる。

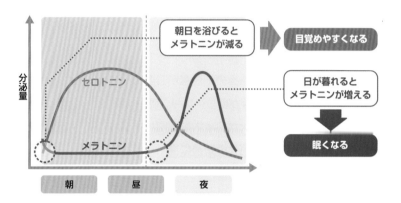

朝日を浴びると
メラトニンが減る

目覚めやすくなる

日が暮れると
メラトニンが増える

眠くなる

分泌量

セロトニン

メラトニン

朝　昼　夜

▶ ベッドにスマホは持ちこまない〔図2〕

スマホの光でもメラトニンの分泌量は減ってしまう。気づかないうちに眠りを浅くするので、夜遅くにスマホを見るのは避けたほうがよい。スマホは、手の届かないところに置いておこう。

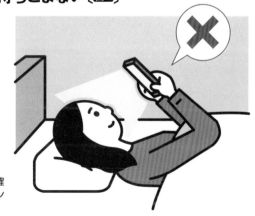

目が覚めてスマホで時間を確かめるだけでも、メラトニンの減少につながってしまう。

31 夕食はなにがおすすめ？ 食べるタイミングは？

**夕食は就寝3時間前までに。
深夜の炭水化物は要注意！**

夕食のタイミングや食事内容によっては、自律神経が正常にはたらかなくなることがあるので注意が必要です。

睡眠中は副交感神経が優位になり、呼吸数や心拍数、血圧、体温、代謝などを低下させながら疲労を回復します。しかし、**胃腸に食べ物が残っていると、消化のために交感神経がはたらき、副交感神経がなかなか優位になりません**。そのため疲労回復が遅れて、翌日まで疲れを持ち越してしまいます〔**図1**〕。

また、夜中に胃腸を酷使すると、翌朝、食欲が出ません。朝食は末梢の時計遺伝子をはたらかせるスイッチとなるため（➡P66）、抜いてしまうと体内時計が狂って自律神経に影響が出ます。

そうならないためにも、**寝る3時間前には夕食を済ませましょう**。仕事で夜遅くまで食事がとれない場合は、夕方に軽食をとり、夕食は消化がよいものを少しとる程度にしましょう。

消化がよいのは、脂肪の少ない肉や魚、卵や豆腐などです。消化のよい食べ物というと、おかゆやうどんを思い浮かべる人が多いのですが、**炭水化物は消化に約6～8時間もかかる**とされています。野菜なども食物繊維を多く含むので消化されにくいのですが、このような食材は**茹でたり蒸したりすると消化の効率が上がります**〔**図2**〕。

夕食は寝る3時間前が理想

▶ 睡眠中に胃腸がはたらいていると… 〔図1〕

食べ物が胃腸に残ったまま眠ると消化にエネルギーが使われるため、呼吸数や心拍数、血圧、体温が下がらず、疲労が十分にとれない。

食事を早めに済ませた場合

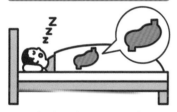

胃腸に食べ物が残っていない場合は、消化吸収にエネルギーを使わないので、体が休まる。

寝る前に食事をした場合

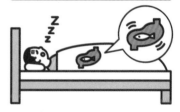

胃腸に食べ物が残っていると、消化吸収活動に力が使われてしまう。そのため、体が休まらない。

▶ 消化によい食習慣 〔図2〕

寝る3時間前に夕食をとれない場合は、夕方にサンドイッチやおにぎりなどの軽食を食べ、帰宅後に消化のよい食材を調理して食べるとよい。

食材

鶏のささみやむね肉、魚、卵や豆腐など、脂肪の少ない食材は消化されやすい。

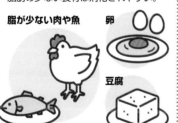

脂が少ない肉や魚　卵

豆腐

調理法

どの食材も小さく切り、煮たり茹でたり蒸したりすると、さらに消化の効率がアップする。

蒸す

煮る、茹でる

32 寝つきをよくするために お酒を飲んでもいい？

なるほど！ 飲酒は**眠りを浅くする**。飲むなら**温かいハーブティー**などがおすすめ！

　寝る前にお酒を一杯…、という人もいると思いますが、はたして体によいことなのでしょうか？

　お酒を飲むと眠くなりますが、睡眠の質がよくなるわけではありません。交感神経が優位になって眠りが浅くなり、いくつも夢を見たり、夜中に目が覚めたりしてしまいます。**寝つきはよくなりますが、ぐっすり眠れているわけではない**ので、寝る前の飲酒は避けたほうがよいでしょう。

　また、**カフェインは覚醒効果がある**ため、夕方以降は控えめにして、夜は飲むのをやめましょう。カフェインの代表といえばコーヒーですが、紅茶や緑茶にも含まれているので、注意が必要です〔**右図**上〕。

　ハーブティーなら多くの場合、カフェインは含まれていないので安心です。カモミールやラベンダーなどにはリラックス効果もあります〔**右図**下〕。ハーブティーが苦手な人は白湯でもかまいません。ただし、熱すぎると交感神経が優位になってしまうので、ほどよく冷まして飲むようにしましょう。

　また、寝る前の定番ドリンクといえばホットミルクですが、実はおすすめできません。**牛乳には脂質、糖質が含まれているため、消化に時間がかかる**からです。

▶ 寝る前に飲むとよくない飲み物、よい飲み物

寝る前には、交感神経のはたらきを高めてしまうアルコールやカフェインを含むもの、消化吸収に時間がかかるものは避けたほうがよい。

寝る前に避けたい飲み物

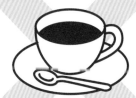

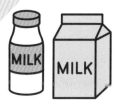

お酒	コーヒー	牛乳
アルコールによって交感神経が優位になり、眠りが浅くなる。	お酒と同様、カフェインが交感神経を優位にするため、眠りを浅くする。	脂質、糖質が含まれているため消化に時間がかかってしまう。

寝る前におすすめの飲み物

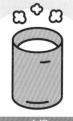

ハーブティー	白湯	ココア
カモミールやラベンダーは、リラックス効果がある。	体に負担をかけずに水分補給をすることができる。	定番のホットドリンクのなかでは、カフェインは少なめ。

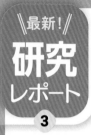

「塩分」は交感神経を高める！
摂取量は1日6gまでに

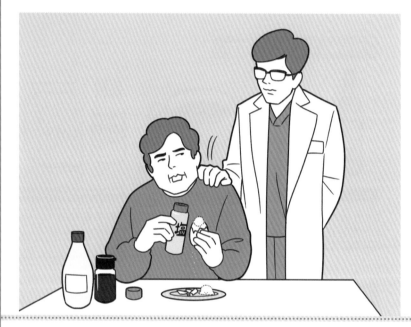

　自律神経にとって、食事はとても大切です。**神経伝達物質をつくるためには、たんぱく質を意識的にとる必要**があり（➡P120）、夕食には体に負担をかけない、茹でる・蒸すなどの調理法が好ましいとされます（➡P82）。ところで、**味付けについては気をつける必要があるでしょうか？**

　実は、塩分には交感神経を高めるはたらきがあるため、とりすぎ

みそ汁
1.5g

ピザ
(1切れ)
2.0g

**カレー
ライス**
3.3g

ラーメン
6.0g

 少ない

塩分量

 多い

知らないうちに塩分量の多い食品をとっていることも多い。化学調味料を控えて香辛料や香味野菜で代用する、低塩の調味料を使うといった工夫で減塩を意識しよう。

には注意が必要です。体内には「**レニン・アンジオテンシン系**」という血圧を調整するシステムがあり、塩分を必要以上に多く摂取すると、塩分の一部が脳に移動します。すると、**レニン・アンジオテンシンというホルモンが増えることによって、交感神経のはたらきが強くなります**。その結果、**血圧が上昇**するのです。

日本高血圧学会のガイドラインでは、高血圧予防・改善のために**1日に摂取する塩分の適量（成人）は6g**と設定しています。これは、ピザ3切れ、ラーメン1杯に相当します。1食でも1日の適量をオーバーする可能性があることがわかります。

現代人は塩分をとりすぎている傾向があります。高血圧や動脈硬化のような、血管に関する病気をよく耳にするのは、塩分のとりすぎが要因である可能性が非常に高いのです。

食事のたびに塩分量を確認するのはむずかしいですが、味が濃い食事にならないように注意するようにしましょう。特に、副交感神経が優位になるべき**夕食は、塩分の少ない食事が理想的**です。

33 長く眠れば眠るほど、健康になれる?

寝すぎは健康リスクが増大。ベストな睡眠時間は7〜7.5時間!

　最適な睡眠時間には個人差がありますが、近年の研究では、**7〜7.5時間ぐらいの睡眠時間が一番健康的**だとされています。睡眠時間は、長ければよいというわけではないのです。

　ある研究では、睡眠時間が7〜7.5時間を超えると、さまざまな病気のリスクが上昇することがわかっています。**睡眠時間が9.5時間以上になると男性で1.73倍、女性で1.92倍も病気による死亡リスクが高まるのです**〔**図1**〕。

　7〜7.5時間の睡眠で病気のリスクが下がるのは、**時計遺伝子的にその時間がもっとも正常な生活リズムを生み出しやすい**からだと考えられます。自律神経が正常にはたらくサイクルは、朝起きて太陽の光を浴びることでセロトニンが分泌され、夜にセロトニンがメラトニンになり眠りにつくというものです（➡P24）。セロトニンが分泌されてからメラトニンに切り替わるまでの時間は、体内時計によって決まっています。そのため、そのサイクルを回そうとすると、自然と睡眠時間が7〜7.5時間になっていくというわけです。

　ちなみに、メラトニンの影響で14時ぐらいになると自然と眠くなります。**7〜7.5時間睡眠をとっていても、昼下がりに眠たくなることはある**ので安心してください。

死亡リスクが低いのは 7時間睡眠

▶睡眠時間と死亡リスクの関係〔図1〕

睡眠時間が7時間より短くても、長くても死亡リスクが高まる。

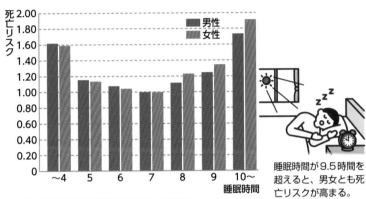

※出典：玉腰暁子「睡眠時間と死亡との関係」

睡眠時間が9.5時間を超えると、男女とも死亡リスクが高まる。

日本人の1日の平均睡眠時間

日本人の睡眠時間は比較的短く、7〜7.5時間眠っている日本人は男女とも少ないことがわかる。

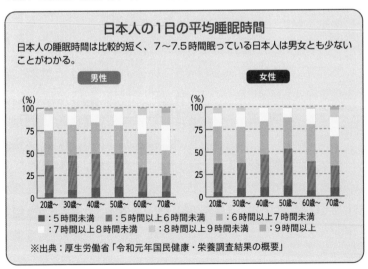

■：5時間未満　■：5時間以上6時間未満　■：6時間以上7時間未満
■：7時間以上8時間未満　■：8時間以上9時間未満　■：9時間以上

※出典：厚生労働省「令和元年国民健康・栄養調査結果の概要」

知りたい！ 自律神経と生活習慣 **2章**

34 早く寝るのは健康によい？

なるほど！ 必ずしも早寝がよいわけではない。
入眠時の眠りの深さがポイント！

　早く寝ることは健康によい、という話をよく聞きますが、本当なのでしょうか？　「22時〜翌2時に成長ホルモンが分泌されるので、この時間帯に寝ているのがよい」という話もあります。

　成長ホルモンとは、文字通り子どもの成長をうながすホルモンですが、大人にとっても不可欠なものです。**代謝を促進したり、筋肉を強化したりするはたらきがある**ためです〔**図1**〕。

　成長ホルモンは、睡眠中に多く分泌されるのですが、そのしくみを知る前に、人の睡眠の種類について理解しておきましょう。

　人の眠りには、脳が起きていて体は眠っている「ノンレム睡眠」と、脳は寝ているけれども体が起きている「レム睡眠」とがあります。前者のほうが深い眠りです。寝つくと一気にノンレム睡眠に入り、その後レム睡眠とノンレム睡眠を繰り返していきます〔**図2**〕。

　最近の研究で、**成長ホルモンは時間帯には左右されず、入眠直後のノンレム睡眠時に多く分泌される**ことがわかってきました。必ずしも早く寝て、22時〜翌2時に睡眠をとっていることが重要なわけではないのです。**入眠時の深い眠りを継続させることが大切**ですが、そのためには、副交感神経を優位にして入眠することが効果的です（➡P78）。

寝入ってすぐの深い眠りが重要

▶さまざまなはたらきをもつ成長ホルモン〔図1〕

成長ホルモンは、体の各部位のはたらきを正常に保つ役割を果たす。

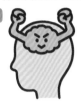

脳
- 記憶力を高める
- 意欲を高める

体
- 骨を成長させ、強化する
- 骨量を保つ
- 筋肉量を保つ
- 生殖機能を保つ

代謝
- 脂肪の代謝をうながす
- 悪玉コレステロールが増えないようにする
- 糖代謝を正常に維持する

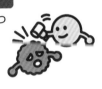

免疫
- 免疫機能を保つ

▶レム睡眠・ノンレム睡眠のリズム〔図2〕

最初にノンレム睡眠に入る際に、成長ホルモンがたくさん分泌される。
そのタイミングで深く眠れるようにすることが、早寝早起きより大切。

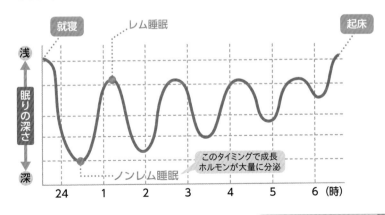

就寝　　レム睡眠　　起床

浅

眠りの深さ

深

このタイミングで成長ホルモンが大量に分泌

ノンレム睡眠

24　1　2　3　4　5　6（時）

35 就寝・起床の時間は 一定のほうがいい？

なるほど！ 就寝・起床時間は**毎日一定**がよい。
夜更かししても**起きる時間は変えない**！

　毎日異なる時間帯に寝ることはおすすめできません。なぜなら、体内時計を狂わせて自律神経のリズムに悪影響を与えてしまうからです。23時就寝・6時起床など、睡眠時間を決めたらなるべく変えないように、**日々同じ時間帯に眠る**ようにしましょう。

　帰宅が遅くなるなど、同じ時間に就寝できない場合でも、**起床時間はズラさないようにする**と体内時計の乱れを防ぐことができます。週末も、起きる時間はなるべく変えないこと。**平日のプラス2時間以内**に抑えるようにしましょう〔**右図**〕。

　また、眠る時間帯によって成長ホルモン分泌量は大きく変わらなくても（➡P90）、分泌に光が関わるメラトニンは影響を受けます。**メラトニンには強力な抗酸化作用があります**。抗酸化とは、体内で発生して健康を阻害する活性酸素を取りのぞくことです。メラトニンのような抗酸化作用をもつ物質を抗酸化物質といい、体の老化やがんの防止に大きく役立っています。そのため、夜勤勤務者はそうでない人に比べると、胃がんなどのいくつかのがんリスクが上昇するという報告もあります。仮眠をとる、日中に眠る場合は光や音を極力遮断するなどして、メラトニンの分泌をできるだけうながすようにしましょう。

就寝・起床時間はなるべく一定に

▶ 理想的な就寝・起床時間の例

7〜7.5時間の睡眠時間（➡ P88）を確保できなくても、起床時間をなるべくずらさないように調整する。

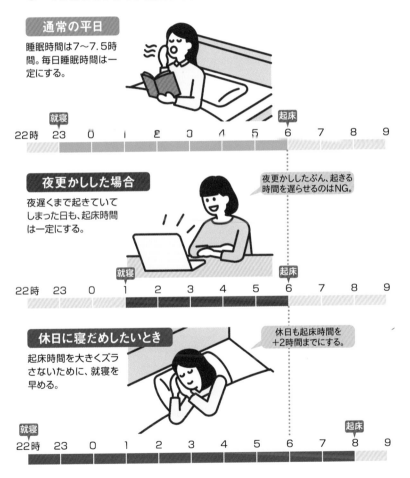

通常の平日

睡眠時間は7〜7.5時間。毎日睡眠時間は一定にする。

就寝　起床
22時　23　0　1　2　3　4　5　6　7　8　9

夜更かしした場合

夜遅くまで起きていてしまった日も、起床時間は一定にする。

夜更かししたぶん、起きる時間を遅らせるのはNG。

就寝　起床
22時　23　0　1　2　3　4　5　6　7　8　9

休日に寝だめしたいとき

起床時間を大きくズラさないために、就寝を早める。

休日も起床時間を+2時間までにする。

就寝　起床
22時　23　0　1　2　3　4　5　6　7　8　9

知りたい！ 自律神経と生活習慣 **2**章

36 冷房をつけると 体がだるくなるのはなぜ？

なる
ほど！ 室内外の気温差が激しいので、
体温調節を担う**自律神経が疲弊**する！

　エアコンの効いた部屋に入ると、体調が悪くなることがありますが、なぜなのでしょうか？

　人間は**寒さを感じると、交感神経が皮膚の血管を収縮させて皮膚温度を下げ、熱が外に逃げないよう閉じ込めます**。一方、**暑いときは副交感神経が皮膚の血管を拡張させて皮膚温度を上げ、交感神経が発汗をうながして気化熱が熱を下げます**。このように体温の調節には、交感神経と副交感神経がバランスをとりながら関わっているのです〔**図1**〕。

　夏に外から室内に入ると、エアコンでひんやりとします。このように**室内外の温度差があると、短時間で忙しく体温調節をしなければなりません**。そのような状況が連続すると、次第に自律神経が疲れてきます。冷房をつけると体がだるいのは、自律神経が疲れてきているサインといえるでしょう。

　自律神経が疲れて機能が低下するということは、**自律神経がコントロールする臓器も全般に疲れてくる**ということです。夏になると食欲がなくなるのは暑さのせいもありますが、自律神経の疲れも影響しているのです。暑い場合は扇風機で冷風を循環させるなどして、冷房の設定温度を下げすぎることがないように工夫しましょう。

寒暖差が自律神経を疲れさせる

▶ 体温調節のしくみ〔図1〕

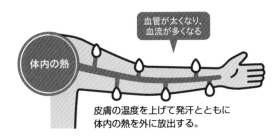

暑いとき

副交感神経が皮膚の血管を拡張し、皮膚温度を上げて熱を逃がす。一方、交感神経のはたらきで発汗し、気化熱により温度を下げる。

血管が太くなり、血流が多くなる

体内の熱

皮膚の温度を上げて発汗とともに体内の熱を外に放出する。

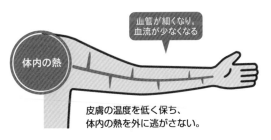

寒いとき

外気によって血液が冷やされて体温が下がるのを防ぐため、交感神経が皮膚の血管を収縮させて熱を閉じ込める。

血管が細くなり、血流が少なくなる

体内の熱

皮膚の温度を低く保ち、体内の熱を外に逃がさない。

▶ エアコンの温度設定は下げすぎないこと〔図2〕

室内外の温度差が大きいと自律神経のバランスが崩れ、冷房の設定温度を低めにしても暑く感じることもある。そんなときは扇風機を併用する。

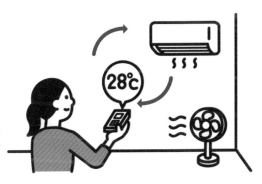

冷房の設定温度を低くしすぎずに、扇風機で風を循環させると涼しくなる。

28℃

37 スマホの見すぎは自律神経によくない？

なるほど！ 首や目の周りの筋肉が緊張し、副交感神経がはたらかなくなる！

現代人にとってスマホは必需品ですが、そのつき合い方には注意が必要です。スマホを使うときは、うつむいた姿勢になりがちです。頭の重さは全体重の約10％程度、体重60kgの人なら6kgもあります。**うつむき姿勢になるとその重さを首の後ろの筋肉で支えなければならなくなるため、当然首周辺がこってきます。**

首にはさまざまな神経が通っていて、もちろん自律神経も例外ではありません。特に副交感神経は首の周辺に集中しています。**首の筋肉が慢性的に緊張していると副交感神経がうまくはたらかなくなり**、自律神経のバランスが崩れてしまいます。

さらに、うつむき姿勢を長くとり続けていると、頭の重さを受け止めている頸椎のゆるいカーブが、筋肉に引っ張られて損なわれていきます。このような状態を「**ストレートネック**」と呼びます〔**図1**〕。ストレートネックになると、うまく頭の重さを支えることができなくなり、さらにこりが進んでいきます。

また、スマホを使いすぎると明るい光で目も疲れてきます。すると**目の周りの筋肉が緊張し、それが原因で交感神経が過剰にはたらいて自律神経を乱します**〔**図2**〕。うつむかずにすむようにスマホスタンドを取り入れる、長時間見ないといった工夫をしましょう。

長時間のスマホが引き起こす症状

▶ 正常な首とストレートネック〔図1〕

正常な首	ストレートネック

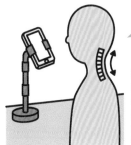

ゆるやかな
カーブ

頸椎がゆるやか
なカーブを描く
状態。スマホス
タンドを使う
と、この姿勢を
キープできる。

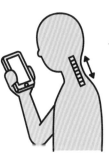

まっすぐ

自律神経が通る
頸椎がまっすぐ
だと、首の筋肉
が緊張状態にな
り、交感神経が
優位になる。

▶ スマホで目の周辺の筋肉も緊張〔図2〕

スマホを長時間見続けると…

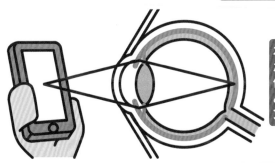

水晶体が近くを見る
ため厚くなる。毛様
体筋が水晶体の厚
みを保ち、近くにピ
ントを合わせ続ける

スマホの画面をずっと見続けて
いると、毛様体筋がはたらいて
眼球の水晶体が厚くなる。筋肉
がはたらくので緊張が続き、交
感神経のはたらきが過剰になる。

目にギュッと力が入り、ガチガチに緊張

交感神経が過剰にはたらく！

アドレナリン発見で神経伝達物質研究に貢献
高峰譲吉
たかみねじょうきち
(1854 - 1922)

　高峰譲吉は加賀藩（現在の石川県）の御典医（大名に仕えた医師）の元に生まれました。若いころから西洋科学を学び始め、イギリス留学も経験。人造肥料製造や醸造発酵技術を開発し、その過程でタカジアスターゼという強力な消化酵素を発見するなど、たくさんの功績を残します。そして、タカジアスターゼの独占販売権で得た莫大な富を、日米親善のために惜しみなく投資しました。

　高峰は、牛の副腎からアドレナリンを純粋に結晶化して抽出することに成功し、高く評価されました。アドレナリンの結晶化は、その後の製薬やノルアドレナリンの研究に多大な貢献をしています。

　アメリカではアドレナリンは長きにわたってエピネフリンと呼ばれてきました。エピネフリンは高峰に先んじてアメリカ人のエイベルが副腎から抽出した物質ですが、不純物が含まれていました。そのため純粋に結晶化された「アドレナリン」の名称に置き換えられてもよいはずでしたが、高峰が過去にエイベルの研究室を訪れていたことから研究手法を盗んだという疑惑がかけられ、アメリカはおろか日本でもアドレナリンという名前は使われませんでした。しかしその後、高峰の助手の研究ノートが見つかったり、エイベルの手法では結晶化は不可能であることがわかったりして、汚名をそそぐことができました。日本では現在、一般的に「アドレナリン」の名が使われています。

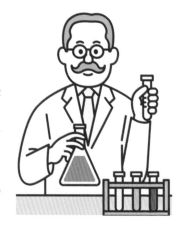

3章

実践したい！
自律神経の
整え方あれこれ

生活習慣の乱れで引き起こされる自律神経の不調。
バランスが崩れてしまったら、
不規則な生活を改めるのと同時に、
かんたんにできる改善法をためしてみましょう。

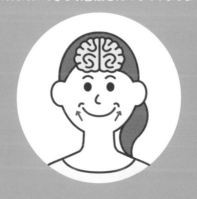

38 自分の自律神経の状態ってわかるもの?

なるほど! 自律神経の状態は大別すると4種。症状によってタイプがわかる!

　自律神経の状態は、人によって程度の差はありますが、交感神経と副交感神経のはたらきを、**「高い・低い」の軸で分類すると、以下の4つのタイプのいずれかに当てはまります**〔**右図**〕。

●タイプ1:交感神経が低く、副交感神経は高い
●タイプ2:交感神経・副交感神経ともに高い
●タイプ3:交感神経・副交感神経ともに低い
●タイプ4:交感神経が高く、副交感神経は低い

　タイプ1の場合、眠気や憂鬱感が強くなり、なにをしようとしても集中できず、やる気が起こらないため**引きこもりがち**になっていきます。

　トラブル知らずなのはタイプ2。自覚するような不調はなく、**心身ともに快適に暮らす**ことができます。

　タイプ3の場合は、どんなに寝ても休んでも疲れがとれない**「慢性疲労症候群」**のような状態で、症状が重いと"体を動かすだけで精一杯"という、つらい状態になります。

　タイプ4は、ストレスが多かったり、休めないほど忙しいという人に多く、緊張状態が続いているため**イライラ**しがちです。また、体には**こりや痛み**を感じます。

自律神経の状態は4タイプ

▶ 自律神経の状態の分類

交感神経と副交感神経の状態により、4つのタイプに分かれる。

副交感神経 ↑ 高い

タイプ 1

交感神経が低く副交感神経が高い。

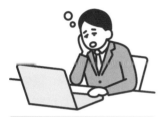

特徴	● 眠くて集中できない ● なにもする気が起きない

タイプ 2

交感神経・副交感神経ともに高い。

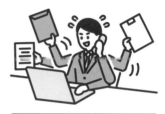

特徴	● 心身ともに元気 ● 健康上のトラブルが起きない

← 低い　　　高い →　　**交感神経**

タイプ 3

交感神経・副交感神経ともに低い。

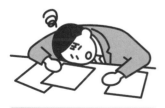

特徴	● 休んでも疲れがとれない ● 体を動かすのがつらい

タイプ 4

交感神経が高く副交感神経が低い。

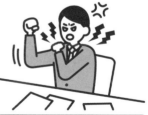

特徴	● イライラする ● 体のこりや痛みが強い

↓ 低い

39 腹式呼吸をすると 自律神経は整う?

なるほど! お腹をふくらませて息を吸う**腹式呼吸**だと、**副交感神経**が高まり**リラックス**できる!

　私たちは普段2種類の呼吸をしています。ひとつは**浅い呼吸の「胸式呼吸」**（➡P104）、もうひとつは**深い呼吸の「腹式呼吸」**です。起きているときは胸式呼吸、寝ているときには腹式呼吸と胸式呼吸を無意識に組み合わせて行っています。

　ストレスがかかったり、緊張をしたりすると呼吸は浅く、短くなります。「息が詰まる」という慣用句がありますが、それがまさにストレスがかかっている状態で、**交感神経が優位**になっています。その状態が続くと、吸い込んだ空気が肺に届く前に吐き出されるため、肺に不要物がたまっていきます。すると、血液循環が悪くなって集中力の低下などが起こってきます。

　そんなときに、効果的なのが腹式呼吸です。**腹式呼吸は副交感神経と連動しているため、自律神経のバランスが整いリラックス**できるのです。

　腹式呼吸は寝ているときに優位になる呼吸のため、起きているときは意識的に行う必要があります。**息を吸うときに横隔膜を下げるイメージを持ちながら、お腹をふくらませる**ように意識しましょう。〔**図1**〕。なるべくゆっくり行うことを心がけ、特に息を吐き出す時間を長くすると効果的です〔**図2**〕。

▶ 腹式呼吸のしくみ〔図1〕

息を吸い込むと肺の下にある横隔膜が収縮して下がり、肺も下に広がる。そのため、お腹がふくらむ。

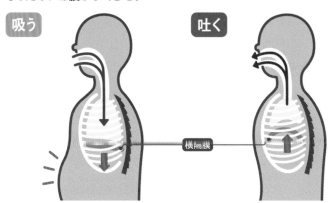

吸う　吐く

横隔膜

横隔膜が下がり、そのぶん肺が下方向に広がり内臓を押すため、お腹がふくらむ。

横隔膜が上がり、肺が縮まる。横隔膜が上下するので、内臓のマッサージの効果もある。

▶ 正しい腹式呼吸のしかた〔図2〕

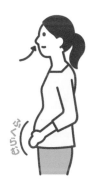

吸う

頭を天井からつられているイメージで姿勢を正し、鼻からゆっくり息を吸い込む。このとき、へその下に空気をためるイメージで行う。

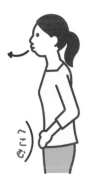

吐く

お腹をへこませるように、口からゆっくり息を吐き出す。肺の中の空気を出し切るようなイメージで、吸うときよりも時間をかけながら吐ききる。1分ほど続けると心身のリラックスが感じられる。

40 腹式呼吸の逆？ 集中したいときの呼吸法

なるほど！ 短く速い胸式呼吸を行うと、交感神経が高まり集中力がアップ！

　腹式呼吸をすると肺の奥までしっかり空気が取り込まれるため、肺にたまった老廃物が排出されます。酸素が体のすみずみまで運ばれるので、新陳代謝も活発になり体がリフレッシュします。

　ただし、**腹式呼吸は体が休まる呼吸であり、活動したいときには向いていません**。

　私たちは通常、**起きている時間帯は胸式呼吸が多くなりがちです**。胸式呼吸は文字通り胸で行う呼吸です。肺全体を使った呼吸ではないので浅く短くなりがちですが、そのぶん早く呼吸ができるのが特徴です。

　また、胸式呼吸は腹式呼吸と異なり、息を吸ってもお腹はふくらみません。胸にある肋間筋を広げたり閉じたりすることで呼吸を行います〔**図1**〕。

　胸式呼吸を行うと交感神経が高まります。そのため、起床後に頭をシャキッとさせたいとか、仕事中に眠くなって集中したいというときに、意識的に行うのがおすすめです。**「ハッ、ハッ、ハッ」と浅く短い呼吸を繰り返しましょう**〔**図2**〕。

　ただし、過換気症候群や過呼吸を起こしたことがある人は、症状が出てしまうこともあるので控えましょう。

胸式呼吸は交感神経を高める

▶ 胸式呼吸のしくみ〔図1〕

腹式呼吸とは異なり、横隔膜が上下しないので、お腹はふくらまない。

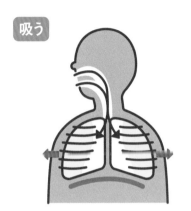

吸う

肋骨の間の筋肉（肋間筋）が広がり、空気が吸い込まれる。

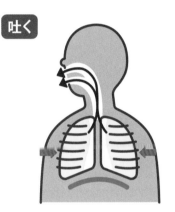

吐く

肋間筋が縮まり、空気が口や鼻から吐き出される。

▶ 集中力を高める胸式呼吸のしかた〔図2〕

意識的に胸式呼吸をするには、「吸う1拍・吐く1拍」の短く浅い呼吸を繰り返す。

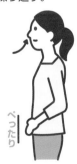

吸う

べったり

胸式呼吸は息を吸ってもお腹まで空気がいかないためふくらまない。

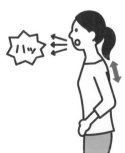

吐く

ハッ

肩で息をするという表現の通り、ハッ、ハッと息を吐くたびに首や肩が上下に動く。

41 姿勢を正すと自律神経が整う？

 なるほど！ 姿勢を正すと副交感神経が正常にはたらく。ときどき立ち上がることで死亡リスクが減少！

集中してデスクワークをしていると、気づかないうちに前かがみになり、猫背になっている人も多いのではないでしょうか？　**姿勢が乱れると呼吸が浅くなり、交感神経が優位に**なっていきます。

また、首と腰の辺りには副交感神経が張りめぐらされているため、姿勢が悪くなると副交感神経に負担がかかります。副交感神経が疲れてくると、より交感神経が高まっていきます〔**右図**上〕。

交感神経が高まった状態が続くと、体が緊張してこりなどの不調につながります。自律神経のバランスを正常に保つためにも、**首や腰に負担をかけない姿勢を意識**しましょう。デスクワークでは、デスクやイス、パソコンの高さや位置を調節することで、正しい姿勢を保ちやすくなります〔**右図**下〕。

また、京都府立医科大学が６万人を超える日本人を平均7.7年間追跡した研究を行った結果、１日のうちで**座っている時間が２時間増えるごとに、死亡リスクは15％も増加**するという結果を発表しました。デスクワークの場合は定期的に立ち上がり、座りっぱなしを避けるようにしましょう。最近では、スタンディングデスクを導入する企業も増えてきました。立ったまま作業を行えば姿勢も悪くなりにくいので、こりや疲れも軽減されます。

猫背は自律神経のバランスを乱す

▶ 姿勢が悪いと自律神経が乱れる

椅子に座るときに姿勢がよくないと、呼吸が浅くなり、副交感神経が疲弊する。ひじ、ひざ、足首が90°になるように椅子の高さを調整する。

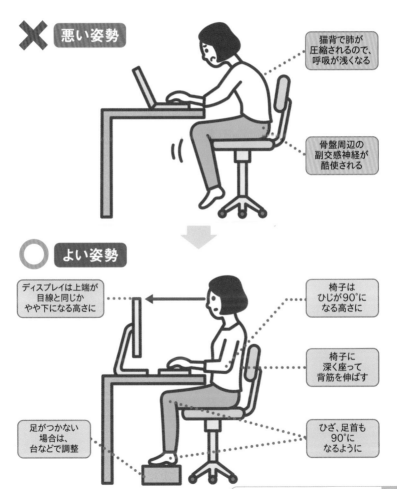

悪い姿勢

猫背で肺が圧縮されるので、呼吸が浅くなる

骨盤周辺の副交感神経が酷使される

よい姿勢

ディスプレイは上端が目線と同じかやや下になる高さに

椅子はひじが90°になる高さに

椅子に深く座って背筋を伸ばす

足がつかない場合は、台などで調整

ひざ、足首も90°になるように

Q リラックス効果の高い音はどんな音？

小鳥の鳴き声 < or > アコースティックギターの音 < or > バリトン歌手の重低音

自分の好きな音楽を聴くと、気分がリフレッシュしてよいものです。音楽によってリラックスすることは、自律神経にとってよいことがわかっていますが、音の種類によって効果が異なるということはあるのでしょうか？

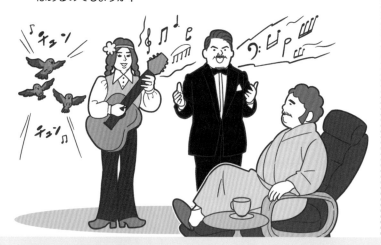

　重低音の音楽を聴くとお腹にズンズンと響き、高い音を聞くと頭にキーンと響く…といったように、音域によって音が体に作用する場所は異なります。**高い音は背骨の高い位置、低い音は背骨の低い位置に反響**しており、それによって自律神経の影響の受け方も異なります。

副交感神経は延髄辺りから出ているため、約4,000ヘルツ以上の高い音に刺激されます。交感神経は胸椎や腰椎から出ているため、約250〜2,000ヘルツの低い音が反響します。

そのため、副交感神経を優位にしてリラックスしたいなら、ゆったりと静かな4,000ヘルツ以上の高い音を聴くのがおすすめです。楽器でいえば、音域の高いピアノやバイオリンの曲などが適しています。

さて、選択肢をみていくと、人間の声は100〜1,000ヘルツ程度、ギターの音は高音でも数百ヘルツなので、副交感神経には響きません。よく聞く小鳥のさえずり、たとえば**イソヒヨドリの鳴き声は2,000〜8,000ヘル**ツなので、副交感神経にもはたらきかけます。ということで、答えは「小鳥の鳴き声」です。

とはいえ、音域が対応していても、**好きではない音や音楽を聴いてもストレスになり自律神経によくありません**。音域は参考にしながらも、好きな音楽や、聴いていて心地よい音を聴くということが大切です。

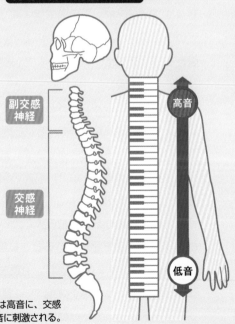

背骨と音の高低の関係

副交感神経

交感神経

高音

低音

副交感神経が出る延髄辺りは高音に、交感神経が出る胸椎や腰椎は低音に刺激される。

42 自覚がないかも？
食いしばりに注意！

 食いしばると**交感神経**が高まり緊張状態に。
頭痛やこりの原因にも！

　歯を強く噛みしめ続けてしまう**食いしばり（クレンチング）**は、無意識に行ってしまっている人が多い癖のひとつです。ストレスがあるときや極度に緊張するときなど、精神的な理由で**交感神経が優位になっていると、食いしばりはひどくなります**。たとえば、プレゼンやスピーチで大勢の前で話す前などに極度に緊張すると、歯を思いきり噛みしめてしまうものです。ちなみに、歯をすり合わせる**歯ぎしり（グラインディング）**も、交感神経が優位になっているとひどくなります。

　歯を食いしばると、アゴと連動している背骨がこわばり、**広範囲にわたってこり**が進みます。**首から頭にかけて筋肉が緊張するため、頭痛の原因に**なることもあります。筋肉が緊張すると、交感神経が高まります。すると、余計に筋肉の緊張が強まってしまうという悪循環が起こります。

　軽いものも含めると9割の人が食いしばりをするという調査結果もあります。**口を閉じているときに奥歯同士が触れあっていたら、それは食いしばり**です〔**図1**〕。治療法はまだ確立されていませんが、就寝時のマウスピースの装着や、「食いしばり」と書いたメモを貼って意識するといった行動療法などが行われています〔**図2**〕。

▶ 食いしばり・歯ぎしりのセルフチェック〔図1〕

自覚がない場合も多い食いしばりや歯ぎしり。ひとつでもチェックが入れば、交感神経をはたらかせすぎている可能性あり。

□ 口を閉じたときに上下の奥歯が
　くっつく

□ 朝起きると、こめかみや口の周りに
　疲労や痛みがある

□ 歯や歯茎が痛い

□ 慢性的に肩・首のこりや頭痛がある

□ ほおの内側の肉や舌に歯のあとが
　ついている

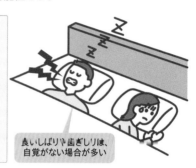

食いしばりや歯ぎしりは、
自覚がない場合が多い

▶ 食いしばりの改善法〔図2〕

メモを活用した行動療法のほか、就寝時はマウスピースの使用も効果的。

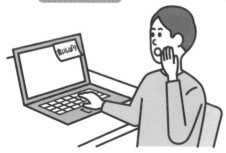

メモを貼っておく

目につく場所に「食いしばり」と書いて貼っておく。それを見るたびに食いしばっていないか確認し、アゴをゆるめるということを繰り返す。

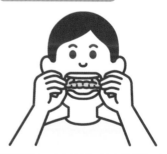

就寝時にマウスピース

就寝前に、マウスピースを装着して、歯のすり減りやアゴの痛みを軽減する。マウスピースは、形状に合わせて歯科医院で作ってもらう。

43 一瞬で効果大！筋肉をゆるめる方法

なるほど！ 筋肉をゆるめると副交感神経が高まる。筋弛緩法ですぐに実践できる！

悪い姿勢を続けたり食いしばりをしたりすることで、**筋肉が緊張してしまい、交感神経が過剰にはたらく原因となっている**ことは少なくありません。日ごろから、意識的に筋肉をゆるめるようにすることが大切です。

そのひとつの方法が、アメリカの精神科医エドモンド・ジェイコブソンが考案した漸進的筋弛緩法です。この方法では、**筋肉を意識的に緊張させたあと、一気に力を抜くことで筋肉をゆるめます**〔右図〕。すぐに取り組めるので、毎日の習慣にするとよいでしょう。慣れてくると、意識をして力を抜けるようになります。

筋弛緩法は、**入浴後の就寝前に行うのがおすすめ**です。リラックス効果があるので、眠りやすくなります。ストレッチもその時間帯に行うと効果的です。

ほかにも、筋肉をゆるめる方法はいろいろあります。たとえば、ヨガは体から余計な力みをとって、緊張をほぐしてくれます。ストレッチも効果的です。ストレッチには、反動をつけて行う動的ストレッチと、反動をつけずに筋肉をゆっくり伸ばす静的ストレッチがありますが、**筋肉をゆるめてくれるのは静的ストレッチ**のほうなので、まちがえないようにしましょう。

▶ 筋弛緩法で筋肉をゆるめる

筋肉に意識を向けて10秒（難しい人は5秒）力を入れたあと、15〜20秒脱力する。椅子に座ったままでできるので、仕事の合間にもおすすめ。

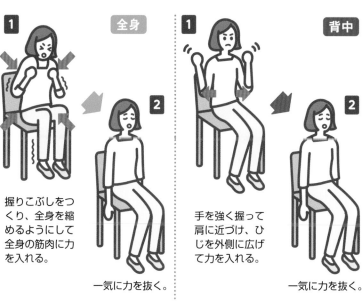

全身

1 握りこぶしをつくり、全身を縮めるようにして全身の筋肉に力を入れる。

2 一気に力を抜く。

背中

1 手を強く握って肩に近づけ、ひじを外側に広げて力を入れる。

2 一気に力を抜く。

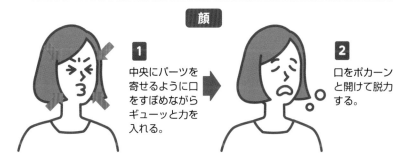

顔

1 中央にパーツを寄せるように口をすぼめながらギューッと力を入れる。

2 口をポカーンと開けて脱力する。

44 いいことだらけ？ 「笑う」と自律神経が整う

なるほど！ 笑うと**副交感神経**が高まったり、**幸せホルモン**が分泌されたりする！

「笑う門には福来る」といいますが、実際に、笑いにはたくさんの健康効果があります。

笑うと**交感神経が優位な状態から副交感神経優位に切り替わり、免疫力が上がります**。さらに、笑うとウイルスなどを攻撃してくれる**NK（ナチュラルキラー）細胞が活性化して免疫力がアップ**します〔**図1**〕。季節の変わり目など自律神経が乱れやすい時期には、お笑いの動画を見るなどしてたくさん笑うのがおすすめです。

たとえ楽しいことがなかったとしても、**ただ口角を上げるだけでも、脳は「いいことがあった」と勘違いをして副交感神経を高めてくれます**〔**図2**〕。また、幸せホルモンと呼ばれる**エンドルフィン**なども分泌され、満ち足りた気持ちになれます。

笑顔は周りに伝染します。赤ちゃんは笑顔の人を見ると笑い返してくれることがありますが、大人同士でも同じことが起こります。これは他人の行動を、あたかも自分がとっているように反応する神経細胞**「ミラーニューロン」**がはたらくからです。笑顔が絶えない人は、無意識に周囲の人の免疫を上げているといえます。

緊張したりイライラしたりしているときには、意識的に笑ってみましょう。

▶ 笑顔の健康効果 〔図1〕

笑うと健康によいことは、科学的にも実証されている。

笑顔はほかの人にも伝染し、周囲にプラスの効果をもたらす。

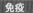
笑顔になると…

自律神経	免疫	脳

副交感神経を高めて、交感神経優位な状態を改善してくれる。

NK細胞を活性化してウイルスやがん細胞に負けない体に。

幸せホルモンのエンドルフィンや、心をおだやかにするセロトニンが増加。

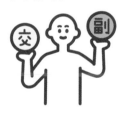

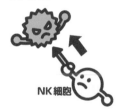

NK細胞

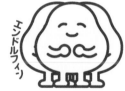

▶ 口角を上げるだけでも脳はだまされる 〔図2〕

楽しいことがなければ笑えないという人は、まずは口角を上げるだけでもOK。それだけでも脳は「いいことがあった」と思い込み、体をリラックス状態にしてくれる。

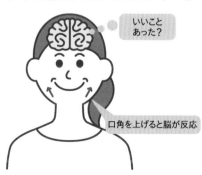

いいことあった?

口角を上げると脳が反応

45 ときには涙も必要？ 「泣く」効果と作用

なるほど！ 涙はストレスホルモンを洗い流す。
泣くと強い鎮静作用も発生！

　泣くと気分がスッキリすることから、泣ける映画などで思いきり泣く「涙活」というものがあります。涙腺をゆるめて涙を流すのは、副交感神経のはたらきで、**泣くと副交感神経が優位になり、リラックスする**ことができるので、効果的な方法といえます〔**図1**〕。

　ストレスを受けると**コルチゾール**という抗ストレスホルモンが分泌されます。コルチゾールは、ストレスと闘うために必要なエネルギーを蓄えるストレス対抗ホルモンですが、ストレスが慢性化すると分泌が過剰になり、体にさまざまなダメージを与えます。そこで、**ストレスがたまっているときに泣くと、涙にコルチゾールが混ざり、余剰分を排出することができる**のです〔**図2**〕。

　涙と一緒にマンガンも排出されます。**マンガン**はミネラルの一種で体に必要なもの。しかし、一定以上の濃度になると怒りっぽくなったり、不安感が高まったりしてしまいます。

　また、**泣くと"幸せホルモン"と呼ばれる、エンドルフィンも分泌**されます。エンドルフィンには**モルヒネよりも強い鎮静作用**があり、高ぶった気持ちをしずめてくれます。痛いときに涙が出るのは、エンドルフィンを分泌するためだという説もあります。つらいときには、思いきり泣いたほうが早く回復できるといえるでしょう。

「涙活」で過剰な物質を体外に排出

▶ 泣くと副交感神経が優位になる〔図1〕

泣くと涙腺をゆるめる
ために副交感神経が高
まり、リラックスした
状態になる。眠れない
ときに涙活を行うのも
おすすめだ。

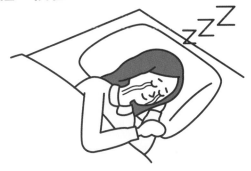

▶「泣く」が体に与える効果〔図2〕

コルチゾールを排出

分泌過剰になると、免疫
が抑制されるなどさまざ
まなトラブルの原因にな
るコルチゾールを排出。

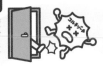

エンドルフィンが分泌

脳内麻薬といわれるほど
多幸感が得られるととも
に、鎮静作用のあるエン
ドルフィン、通称「幸せ
ホルモン」を分泌。

エンドルフィン

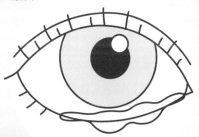

マンガンを排出

過剰になると攻撃性が高
まり、慢性的に続くとう
つ病も招くといわれるミ
ネラル、マンガンを排出。

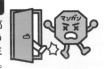

46 残業はストレスのもと？
自律神経とストレスの関係

なるほど！ ストレスには**交感神経が対応**する。
夜はストレス耐性が低いので残業に注意！

　ストレスには、交感神経と抗ストレスホルモンのコルチゾール（➡
P116）がタッグを組んで対抗しています。しかし、**コルチゾー
ルがもっとも分泌されるのは朝**で、時間とともに減少してしまいま
す。そのため、**夜にストレスを受けると交感神経だけでストレスに
対抗**しなければならなくなり、さまざまなダメージ（血管や心臓へ
の負担、免疫機能の低下など）が大きくなるのです〔**図1**〕。

　また、本来であれば、夜は副交感神経が高まり、リラックスして
過ごすべき時間帯なのですが、その時間帯に**仕事をしていると副交
感神経が優位になりません**。その結果、交感神経が優位なまま眠ら
なければならなくなり、体の修復作業が追いつかなくなります。そ
して自律神経が乱れていき、ますますストレスに弱くなっていきます。

　どうしても定時内で仕事が終わらない日がある場合は、**できるだ
け残業する時間を減らして、朝早く仕事をする**ようにしましょう。
たとえば9時から18時が定時で4時間残業しなければいけないの
なら、7時から20時まで働くといった具合です〔**図2**〕。

　慣れるまでは朝早く起きるのはつらいかもしれませんが、少しず
つ体内時計が順応すれば、そのほうが体調もよくなってくることを
実感できるはずです。

▶ 夜はストレス耐性が低くなる〔図1〕

夜はコルチゾールの分泌が低下するため、ストレスに対して交感神経だけで立ち向かわなければならなくなる。

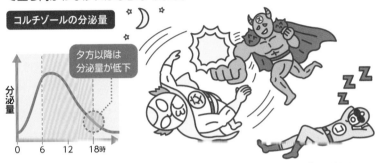

コルチゾールの分泌量

夕方以降は分泌量が低下

分泌量

0 6 12 18時

コルチゾールのサポートがないと、交感神経はストレスと十分に闘えない。

▶ 「残業」よりも「早業」がおすすめ〔図2〕

超過勤務で同じ時間働くとしても、朝方にシフトしたほうがストレス耐性が高まるほか、集中力もアップして効率が上がる。

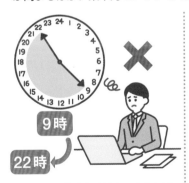

9時 22時

夜遅くまで仕事をすると、ストレス耐性が低いため体への負担が大きい。

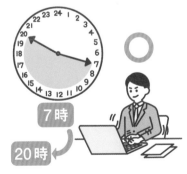

7時 20時

朝はストレス耐性が高いので、なるべく朝に仕事をしたほうがよい。

47 自律神経によい 食べ物はなに？

なる ほど！ 多くの神経伝達物質のもとは**たんぱく質**。 1日50〜75gを目標に！

自律神経も体の一部なので、当然食べるものの影響を受けます。特に、神経伝達物質をつくる食べ物を摂取することが重要です。

交感神経の情報を伝えている**ノルアドレナリン**（➡P20）や**セロトニン**（➡P24）はたんぱく質からつくられています。また、やる気をもたらす**ドーパミン**や、心をリラックスさせる**GABA**（<ruby>γ<rt>ガンマ</rt></ruby>-アミノ<ruby>酪酸<rt>らくさん</rt></ruby>）など、**多くの神経伝達物質にたんぱく質は不可欠**です。

たんぱく質は肉や魚、卵、大豆といった食品に多く含まれています〔**右図**〕。ダイエットなどでこれらの食品を避けていると、セロトニンなどの**神経伝達物質が減少してうつ病になってしまうことも**。実際に菜食主義者のほうが、そうでない人に比べてうつ病になるリスクが高いという報告もあります。

もちろん、野菜や果物も自律神経によいたんぱく質を含んでいます。セロトニンやノルアドレナリンなどの原料となるたんぱく質、**トリプトファン**は、バナナに多く含まれています。ほかにも、トマトに多く含まれるGABAは、自律神経のバランスを整えるのに役立ちます。

1日に必要なたんぱく質は体重1kg×1〜1.5gといわれています。意識的に摂取するようにしましょう。

たんぱく質が神経伝達物質をつくる

▶ 必要なたんぱく質をとれる食材の量

肉を10g食べればたんぱく質を10g摂取できるわけではない。それぞれの食材に含まれるたんぱく質量を知り、計算する必要がある。

1日に必要なたんぱく質 = **体重1kgにつき1〜1.5g**

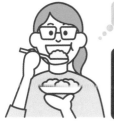

体重50kgの私の場合は？

1日に
50〜70g
必要

肉類（100g前後） たんぱく質 16〜20g	**魚介類**（100g前後） たんぱく質 16〜20g

豆腐1/3丁（約100g） たんぱく質 6〜7g	牛乳コップ1杯（約200ml） たんぱく質 6〜7g	豆乳コップ1杯（約200ml） たんぱく質 6〜7g	卵1個 たんぱく質 約7g
納豆1パック（約50g） たんぱく質 約8g	油揚げ1枚（約30g） たんぱく質 約7g	ヨーグルト（100g） たんぱく質 約4g	プロセスチーズ たんぱく質 約4g

48 たんぱく質だけで十分？ほかに必要な栄養素は？

なるほど！ 副交感神経をはたらかせるには、脂質系の栄養素コリンが必要！

自律神経をはたらかせる多くの神経伝達物質にはたんぱく質が必要です（➡P120）が、副交感神経をはたらかせるアセチルコリンには別の栄養素が必要になります。

たんぱく質は**アミノ酸系**の栄養素ですが、ほかに**脂質系の栄養素**というものがあり、**アセチルコリンにはコリン（ビタミンのようなはたらきをする物質）などの脂質系の原料が必要**となります。

１日に必要なコリンの摂取量は日本では決められていませんが、FDA（アメリカ食品医薬品局）では、**男性550mg/日、女性425mg/日**（50〜60代の場合）とされています。日本人のコリンの平均摂取量は１日300mgだとされているので、アメリカの数値と比較すると大きく不足していることになります。コリンは**牛乳、卵黄、ベーコン、エビ、タラ、サーモンや大豆、ナッツ類**に多く含まれています〔**図1**〕。

また、**レシチン**という脂質を摂取すると一部がコリンになります。レシチンは、細胞を区切る膜（生体膜）を構成する成分のひとつでもあり、動脈硬化や脂質異常症、肥満などの生活習慣病の予防やアンチエイジングにも役立ちます。レシチンを多く含むおもな食材は卵黄と大豆です〔**図2**〕。

副交感神経にはコリンが必要

▶ コリンを多く含む食材〔図1〕

コリンを多く含む食品を「コリン食」と呼ぶこともある。日本人は、コリンの摂取量が不足しているので意識的に摂取する必要がある。

（食品100g中のコリンの量 /mg）

卵の黄身（生）	682.0
全卵（生）	251.0
ベーコン（焼）	119.3
牛肉のひき肉（赤身）	85.0
鶏レバー（揚）	194.5
タラ	83.7
エビ	80.9
サーモン	65.4
ピスタチオ	71.5
カシューナッツ	61.0
アーモンド	52.0
ブロッコリー（茹）	40.1
カリフラワー（茹）	39.1

※出典：米国農務省「USDA Database for the Choline Content of Common Foods 2004」

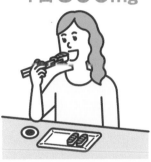

日本人の平均摂取量

1日300mg

アメリカの場合、1日に必要なコリンの量は男性550mg、女性425mgとされているので、日本人は大きく不足している。

▶ 卵黄と大豆は副交感神経の味方〔図2〕

コリンとレシチンを含む卵黄と大豆を意識的に摂取するとよい。

大豆はそのまま食べるよりも納豆のほうが消化吸収率が高いといわれている。また、卵は温泉卵のほうが栄養の吸収がよいことがわかっている。

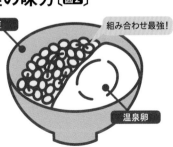

納豆

組み合わせ最強！

温泉卵

Q 自律神経にとって 特に重要なビタミンは？

ビタミンA	or	ビタミンB	or	ビタミンC

体内の情報伝達物質を合成するためには、たんぱく質やコリンなど主原料となる栄養素をとることが大切ですが、ビタミンやミネラルもバランスよく摂取しなければなりません。では、ビタミンのなかで、神経に欠かせない栄養素はどれでしょうか？

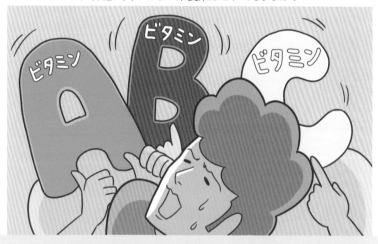

　ビタミンの話をする前に、自律神経には特に重要な栄養素があります。それが、鉄分です。鉄分は、交感神経の神経伝達物質であるノルアドレナリンや体内時計と密接に関係するセロトニン、そしてドーパミンの**3大神経伝達物質の合成に必要**になります。なかでもマグネシウムはセロトニンやGABA（⇒P120）をつくるために

不可欠で、さらには神経伝達物質の放出や受容体への結合などにも関与しています。

　さて、それではビタミンについてです。**多くの神経伝達物質の合成に必要なのがビタミンB群**です。たとえば**セロトニンの合成にはビタミンB6**が使われます。また、**脳神経を正常にはたらかせるにはビタミンB12**が必要になります。ビタミンAは、目の保護に効果があったり、ビタミンCはストレスへの抵抗に必要だったりしますが、ビタミンB群はほかのビタミンとくらべて神経の機能維持のために多く消費されるため、特に重要なビタミンといえます。正解は「ビタミンB」です。

　このように神経伝達物質を合成したり、情報伝達をスムーズにしたりするにはさまざまな栄養素が必要なことがわかります。

ビタミンB6、B12を多く含む食材

ビタミンB6、B12は魚介類に多く含まれる。

ビタミンB6を多く含む食材

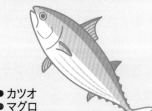

- カツオ
- マグロ
- バナナ など

ビタミンB12を多く含む食材

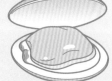

- ハマグリ
- サケ など

ビタミンB6もビタミンB12も多く含む食材

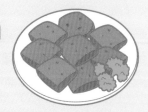

- 牛レバー

49 のどの渇きは重要な SOSのサイン?

なるほど! のどが渇いた時点で2%の水分不足。
脱水状態が続くと自律神経がにぶくなる!

　体内の水分量を感知して、脳に指令を送るのも自律神経の役割です。体の水分が足りなくなると、のどの渇きによって「水分が足りない」という情報が脳に伝わります。

　人体の60%は水分で、水分が減ると深刻なダメージにつながります。**のどの渇きを感じた時点で、すでに2%の水分が失われている状態**です。**3%になると集中力が低下し、4%になるとイライラしたり、倦怠感を抱いたり**するようになります。そして10%を超える水分が失われると、死にいたる可能性も出てきます〔**図1**〕。

　このように、体にとって水分はとても重要なため、自律神経は常に体内の水分量を監視しています。しかし長期間水分が不足してしまうと、のどの渇きを感じづらくなり、「**隠れ脱水**」の状態になってしまいます。**水分が不足していると神経伝達物質を生成しづらくなるため、自律神経のはたらきがにぶくなる**のです。のどが渇いていなくても、こまめに水分を補給しましょう。

　また、水分補給をすると胃腸が刺激されるので、そのたびに副交感神経のはたらきが高まります。特に朝は副交感神経が下がる時間帯なので、**起きたらコップ1杯の水や白湯**を飲むとよいでしょう。副交感神経のはたらきを高めてくれます。

人体の60%は水分！

▶水分不足による症状〔図1〕

人体の60%を占める水分が減少すると、自律神経の中枢が末梢の自律神経に「水分不足」のサインを伝える。

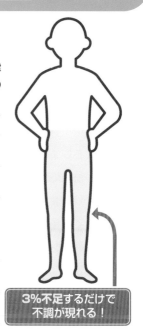

3%不足するだけで不調が現れる！

水分減少率	おもな症状
2%	のどの渇き
3%	激しいのどの渇き、ぼんやりする、食欲不振
4%	皮膚の紅潮、イライラ、体温上昇、疲労困ぱい、尿の減少と濃縮
5%	頭痛、熱にうだる感じ
8～10%	身体動揺、けいれん
20%以上	無尿、死亡

※出典：中野昭一「スポーツ医科学」

▶こまめな水分補給で隠れ脱水を防ぐ

体内の水分不足が続くと、のどの渇きを感じにくくなり「隠れ脱水」になる。

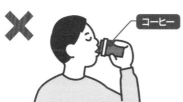

コーヒー

コーヒーなどカフェインが含まれているものは利尿作用があるため、隠れ脱水につながる。

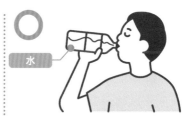

水

水分補給には、水や白湯、ハーブティーなどのノンカフェイン飲料を飲むようにするとよい。

50 腸活は自律神経によい？腸と神経の関係とは？

なるほど！ 神経伝達物質の多くは腸内で合成。
腸の健康は精神の安定に直結する！

　ストレスがかかるとお腹をこわすことがあるように、メンタルと腸が密接に関係していることは、古くからわかっていました。最近になり、腸がメンタルや脳に影響を与えており、**双方向で密接に関係している**ことが医学的にわかってきています。このような関係は「脳腸相関（のうちょうそうかん）」と呼ばれ、近年とても注目されています〔**図1**〕。

　代表的な神経伝達物質であり、自律神経を調節するはたらきをもつ**セロトニンは、約90〜95％が腸内でつくられて**います。また、副交感神経の情報を伝えているアセチルコリンも腸内でつくられているので、腸が健康でないと自律神経も乱れやすくなります。

　腸の健康にとって大切なものが、**食物繊維**です。腸内細菌は神経伝達物質のもととなるビタミンB_6や、アミノ酸などを食物繊維からつくっています。つまり食物繊維をたっぷりとることは精神安定にもつながるのです。

　それを裏付けるようなデータがあります。メキシコは貧困な人が多いのに自殺者が少ない国なのですが、イモ類やマメ類をよく食べるので国民の食物繊維の摂取量が多く、自殺者が多い日本の４倍近くにのぼります。**野菜や海藻など食物繊維が豊富な食品**をとり、腸内細菌を元気にしていきましょう〔**図2**〕。

食物繊維が腸の健康の秘訣

▶ 脳と腸はお互いに影響を与え合っている〔図1〕

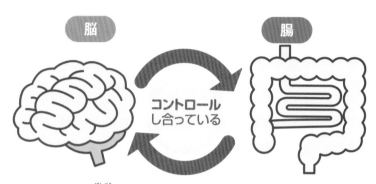

脳

腸

コントロール
し合っている

自律神経を介して蠕動運動を行わ
せるなど、腸の活動をコントロー
ルしている。

腸内細菌が神経伝達物質をつくり、
脳に情報が伝わることで感情がコ
ントロールされている。

▶ 2種類の食物繊維をバランスよくとる〔図2〕

食物繊維には不溶性と水溶性とがあり、2:1の比率でとるのが理想とい
われている。

2 : 1

不溶性

腸の中で水分を吸収してふくらみ、
腸壁を刺激して蠕動運動をうながす
はたらきがある。便秘がちな人がと
りすぎると苦しくなるので要注意。
[おもな食材]
●マメ類 ●ゴボウ ●切り干し大根
●キノコ ●サツマイモ など

水溶性

水にとけやすいので、腸の中で水を
吸ってゲル状になり、腸内の老廃物
を吸着して排出しやすくなる。善玉
菌のエサにもなる。
[おもな食材]
●海藻類 ●バナナ ●リンゴ
●アボカド ●ヤマイモ など

51 瞑想をすると
自律神経も整う?

なるほど! ストレスが軽減され交感神経がしずまる。
さらにはアンチエイジング効果も!

　人は過去の出来事に対して後悔したり怒ったりしながら、未来に起こるかもしれないことを不安に思ってストレスを感じています。そのため、**今ちょうどそのとき、起こっていることだけに気持ちをフォーカスすると、ストレスは大きく軽減**できます。

　そこで有効なのが瞑想です。瞑想は頭の中をからっぽにすることだと思われがちですが、よほどの修行をつまない限り、からっぽにはなりません。近年話題の「**マインドフルネス瞑想**」であれば、「今、ここ」に集中する瞑想なので取り組みやすいでしょう。

　瞑想をすると怒りや不安、抑うつなどのネガティブな感情をしずめることができ、**交感神経を落ち着かせる**ことができます。**セロトニン（➡P24）も分泌**されるので、幸福感も得られます。また、脳の海馬や前頭前野といった部分を活性化させるため、注意力や記憶力が上がり、仕事や勉強のパフォーマンスも上がります。

　瞑想には**アンチエイジング効果**があることもわかっています。美容面でのメリットもありますが、加えて老化を遅らせる長寿遺伝子が活性化されるので病気になりにくくなるという効果もあります。特別な道具も不要で、1回5分程度でも効果があるといわれているので、ぜひ実践してみましょう〔**右図**〕。

▶ マインドフルネス瞑想のやり方

さまざまなやり方があるが、初心者でも取り入れやすい呼吸瞑想から始めてみよう。

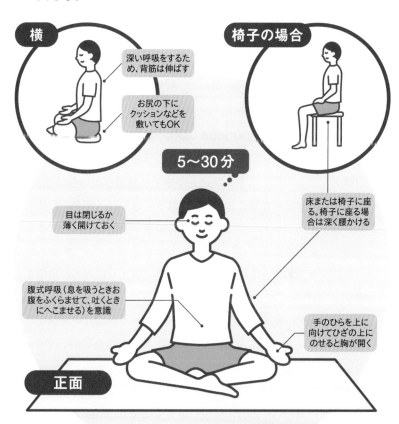

横

深い呼吸をするため、背筋は伸ばす

お尻の下にクッションなどを敷いてもOK

椅子の場合

5〜30分

床または椅子に座る。椅子に座る場合は深く腰かける

目は閉じるか薄く開けておく

腹式呼吸（息を吸うときお腹をふくらませて、吐くときにへこませる）を意識

手のひらを上に向けてひざの上にのせると胸が開く

正面

最初は5分程度からスタート。アラームをセットしたら深く呼吸をして、「今、空気が入ってきた！」「出ていっている！」というように呼吸に意識を集中させる。ほかのことを考えていることに気づいたら、またそっと呼吸に意識を戻すということを繰り返す。

52 便秘が改善しやすい トイレ習慣は?

なる
ほど! 朝1杯の水を飲んで胃腸を刺激。
決まった時間にトイレに行く!

便秘を改善するには、腸を活発に動かす必要があります。**腸が活発にはたらくのは、副交感神経が優位になっているとき**。そのため、交感神経が優位になる緊張状態だと、便は出にくくなります。

便秘の原因で意外と多いのが、自宅以外のトイレでは落ち着かないため便意が生じないケース。帰宅後リラックスして排便できれば問題ありませんが、**ストレス過多で家でも緊張が抜けない場合は、本格的な便秘を引き起こしてしまいます**。さらに、腸内での便の滞留時間が長くなると、便がどんどん硬くなり排泄しづらくなるという悪循環を招きます。

便秘を改善する近道は、**決まった時間にトイレに行き、排便する習慣をつける**ことです。便は24〜72時間かけて生成されます。朝は腸が活発に動く時間帯ですので、朝にトイレに行く習慣をつけるのがおすすめです〔**図1**〕。多くの場合、朝は自宅にいるので、自宅のトイレで排便できます。

ただし、無理に便を出そうとするのは禁物です。**強くいきむと交感神経が刺激されて余計に排便しづらくなる**ほか、痔の原因になったり、高齢になると脳卒中の原因になったりするからです。前傾姿勢をとったり、ひねり運動を取り入れてみたりしてください〔**図2**〕。

▶ 理想的な朝のトイレ習慣〔図1〕

朝は時間に余裕をもって起床し、リラックスをして過ごすこと。コップ1杯の水で胃腸を刺激し、決まった時間にトイレに行く習慣をつける。

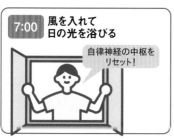

7:00 **風を入れて日の光を浴びる**

自律神経の中枢をリセット!

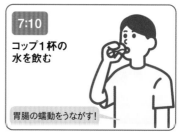

7:10 **コップ1杯の水を飲む**

胃腸の蠕動をうながす!

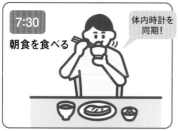

7:30 **朝食を食べる**

体内時計を同期!

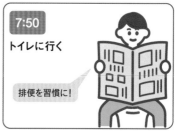

7:50 **トイレに行く**

排便を習慣に!

▶ トイレでは「いきむ」よりも「ひねる」〔図2〕

いきみすぎはさまざまなトラブルの原因になる。出そうで出ないと思ったら、前傾や体をひねる運動を。

トイレの便座に座って、上半身を左右にひねる。

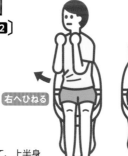

右へひねる

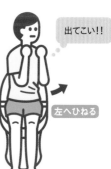

出てこい!!

左へひねる

53 居心地がよくても 部屋を散らかすのはNG?

なるほど！ 散らかっていると無意識に**ストレスが増大**。 **先延ばしのスパイラル**に注意！

　脳は、整然として秩序正しい状態を好む性質があります。そのため、**散らかった部屋にいるだけでストレスになり、交感神経が刺激されてイライラしてきます**。使いたいものがすぐに見つからないとさらにイライラし、集中力が低下していきます。

　アメリカで行われた研究によれば、散らかった家庭環境で生活している母親のほうが、抗ストレスホルモン、**コルチゾールの血中濃度が高い**ことがわかりました。コルチゾールが高まった状態が長時間続けば、不安や抑うつ症状を引き起こします（➡P116）。

　散らかっていると、無意識のつもりでもどこかに「片づけなければ」という意識を持ち続けます。しかし、物が多すぎてどうにもならないと、「次の大型連休に」「ボーナスで棚を買ってから」などと先延ばしをするようになります。

　この先延ばし傾向は、片づけだけでなく仕事や人間関係など、身の周りのさまざまなことにもおよんでいきます。「いつかやろう」「また今度にしよう」というように、問題を解決せず山積みにしてしまい、結果的にさらにやる気がなります。結果、**先延ばし傾向が強まるという悪循環**に陥ってしまいます〔**右図**〕。日ごろから整理整頓を心がけましょう。

片づけるにはとにかく物を減らす

▶ 散らかった部屋が生み出す負のスパイラル

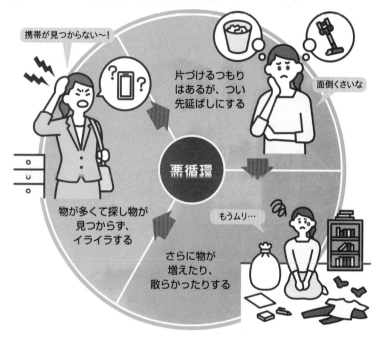

携帯が見つからない〜！

片づけるつもり
はあるが、つい
先延ばしにする

面倒くさいな

悪循環

物が多くて探し物が
見つからず、
イライラする

もうムリ…

さらに物が
増えたり、
散らかったりする

片づけのコツは「機械的に捨てる」

部屋をスッキリさせるには、とにかく無駄なものは処分。
以下の項目に当てはまるものは、捨てることを検討する。

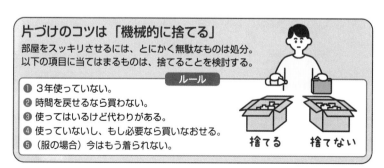

ルール

❶ 3年使っていない。
❷ 時間を戻せるなら買わない。
❸ 使ってはいるけど代わりがある。
❹ 使っていないし、もし必要なら買いなおせる。
❺ （服の場合）今はもう着られない。

捨てる　　捨てない

自律神経に作用する漢方！
食欲を回復する「人参養栄湯」

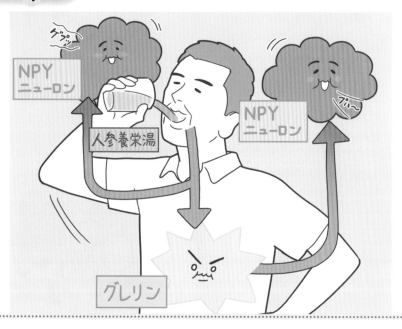

現代医学をもってしても、十分な効果が得られない症状・疾患というのは存在します。「食欲不振」も代表的な症状のひとつです。近年、漢方薬の**「人参養栄湯」が症状改善に大きな効果を発揮する**ことがわかり、注目を集めています。

食欲は、胃から分泌されるホルモン**「グレリン」**（➡P146）が視床下部の**ニューロペプタイドＹ（ＮＰＹ）ニューロン**を活性化することで刺激されます。ＮＰＹには、副交感神経を活性化し、食欲

人参養栄湯に含まれる生薬（12種類）

人参養栄湯には、植物の根や茎、樹皮、果実などを乾燥させた生薬が用いられる。

人参（にんじん）	オタネニンジンの根。	**黄耆**（おうぎ）	マメ科の植物の根。
地黄（じおう）	ゴマノハグサ科の植物の根。	**五味子**（ごみし）	マツブサ科の植物の果実。
桂皮（けいひ）	クスノキ科の木の樹皮。シナモン。	**芍薬**（しゃくやく）	ボタン科の植物の根。
遠志（おんじ）	ヒメハギ科の植物の根。	**茯苓**（ぶくりょう）	キノコの一種。
当帰（とうき）	セリ科の植物の根。	**陳皮**（ちんぴ）	ウンシュウミカンの果皮。
白朮（びゃくじゅつ）	キク科の植物の根や茎。	**甘草**（かんぞう）	マメ科の植物の根。

を増進するはたらきがあります。高齢になると、グレリンに反応しないNPYニューロンが増えてくるため、食欲が減退します。

人参養栄湯には、グレリンの分泌をうながすだけでなく、視床下部のNPYニューロンを、グレリンを介さずに活性化するはたらきがあることがわかっています。また、「食欲不振」と関係の深い、呼吸器疾患やふらつき、めまい、握力の低下にも効果を発揮する可能性が見出されており、研究が進んでいます。ちなみに、「六君子湯（りっくんしとう）」にも、人参養栄湯と同様に、グレリンの分泌と作用を高め食欲不振を改善する効能があります。

　人参栄養湯や六君子湯以外にも、多くの漢方薬には副交感神経のはたらきを高める効果があると考えられています。漢方薬は病院で処方してもらえますが、薬局で漢方薬品メーカーの製品を購入することもできます。漢方薬には副作用があまりないことも長所です。**生薬の配合率や純度が少しずつ異なるので、自分の体質に合うものを探してみましょう。**

54 アロマは自律神経にも効果がある？

匂いは**ダイレクトに脳へ伝わる**ため、自律神経におよぼす**効果も高い**！

　アロマにはリラックス効果があるので、自律神経にもよい影響がありそうですが、実際はどうなのでしょうか？

　匂いは**ダイレクトに脳に伝わるため**〔**図1**〕、**自律神経への効果も高い**といわれています。鼻でキャッチした匂いの情報はまず、記憶を司る海馬などがある大脳辺縁系に運ばれます。匂いの情報はその後、自律神経のコントロールセンターである視床下部に伝わります。ちなみに、**五感のうち、大脳辺縁系に直接情報を伝えられるのは嗅覚だけ**です。

　自律神経を活性化するのによい香りは、アロマテラピーの考え方ではラベンダーやフランキンセンス、サンダルウッド、イランイラン、ベルガモットなどが挙げられます。とはいえ香りも好き嫌いがあり、好きではない香りはストレスにもなります。**嗅いでみて心地よい香りがベスト**といえるでしょう。

　アロマテラピーでは、植物から抽出されたエッセンシャルオイルを使い、抗菌や鎮静など、植物が本来もつ力を活用します。森に行くと気持ちよく感じるのは、植物が出す**フィトンチッド**という化学物質によるものですが、それも植物の力です。人工香料にはそのような力はないので、**植物由来の天然の香りがおすすめです**〔**図2**〕。

好きな香りは自律神経を活性化する

▶ 香りが脳に伝わる経路〔図1〕

嗅覚は五感のなかで唯一脳に直接伝わる感覚で、脳や神経への効果も高いといわれている。

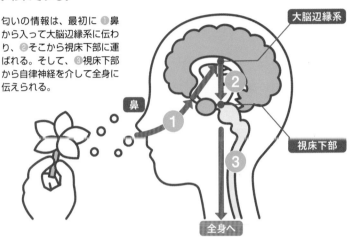

匂いの情報は、最初に❶鼻から入って大脳辺縁系に伝わり、❷そこから視床下部に運ばれる。そして、❸視床下部から自律神経を介して全身に伝えられる。

大脳辺縁系

鼻

視床下部

全身へ

▶ フィトンチッドと自律神経〔図2〕

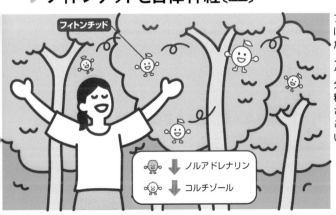

フィトンチッド

フィトンチッドには、交感神経のはたらきを抑制し、ノルアドレナリンやコルチゾールの分泌を減少させ、精神をリラックスさせる効果があることが確認されている。

↓ ノルアドレナリン

↓ コルチゾール

55 紙に思いを書くだけ？ 重いストレスの発散法

なるほど！ 自分の思いを紙に書く
エクスプレッシブ・ライティングが効果的！

　ストレスは交感神経を高めて緊張状態をつくるので、自律神経にとって大敵です。ストレスの解消法は人それぞれですが、多くの人に効果的な方法のひとつとして「**エクスプレッシブ・ライティング**」を紹介します〔右図〕。

　これはアメリカの社会心理学者ジェームズ・ペネベーカーが考案した、**思っていることを書き出すことでストレスをコントロールする方法**で、筆記開示とも呼ばれます。ただ書き出すだけですが、**1日8分行うだけでストレスが軽減**されたという報告があります。**毎日20分行うと大幅にストレスが軽減**され、また、ストレスに強くもなります。

　さらに、**5週間続けるとワーキングメモリが向上**したという報告もあります。ワーキングメモリは作業記憶とも呼ばれ、短期的に情報を記憶しながら同時に処理をする能力です。たとえば、買うべきものを覚えて実際に買ってくるなど、私たちは日常的にこの能力を使っています。**ワーキングメモリが向上すれば仕事が効率化できるだけでなく、ストレスにも強くなる**ことがわかっています。

　エクスプレッシブ・ライティングを夜に行うよう習慣づければ、スッキリした気分で眠れるでしょう。

▶ エクスプレッシブ・ライティングのポイント

ポイント**1**

●ささいな感情も細かく表現

ちょっとムッとしたことなど、ささいな感情の動きも書き出そう。ワナワナ震えたなど、感情を細かく表現したほうが効果的。

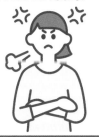

ポイント**2**

●自分に正直に

他人に見せるわけではないので、「こんなことを考える自分は恥ずかしい」といった感情は排除して、思ったことをすべて書き出す。

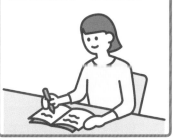

ポイント**3**

●毎日同じ時間に書く

長く続けていくためには、同じ時間帯に行うのがおすすめ。夜、寝る前がベストだが、無理なく行える時間でOK。

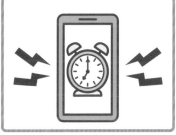

ポイント**4**

●書いたものは捨ててもOK

破り捨てると気持ちがスッキリするという人もいる。保管しておくと、見直したときに、ささいなことで悩んでいた自分に気づかされる。

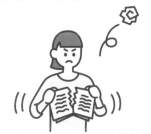

56 なぜ自然が多いと ホッとする？

なるほど！ 700万年も**自然のなかで生きてきた記憶が DNAに刻まれている**から！

現代人はエアコンや冷蔵庫など、テクノロジーの発展により、季節を問わず快適に暮らすことができています。しかし、人間の長い歴史で考えると、このような**人工物のなかで暮らし始めたのはほんの最近**のこと〔**図1**〕。便利な世の中になったようでいて、実は人間にとっては不自然な暮らしです。そのような暮らしのなかで疲れ果てているのが、さまざまな調整を行う自律神経なのです。

自律神経をいたわるために、なるべく自然のなかに身を置くよう心がけてください。頻繁に遠くへ出かけるのは難しいかもしれませんが、公園や神社など緑が多い場所を訪れるだけでも効果があります。

それも難しい場合には、窓を開けて風を入れてみましょう。水が流れる音などの自然のサウンドを流したり、家の中に植物を置いて眺めたりするのもよいでしょう。

実際に、**バラの花を眺めているだけで交感神経のはたらきが低下して副交感神経が高まった**という研究結果も出ています〔**図2**〕。造花と生花の比較実験では、生花のほうが交感神経のはたらきが低下したという実験結果もあるので、ぜひ生花を飾りましょう。

また、塗装をしていない木材に触れるだけでも副交感神経が高まります。木製の小物などを身近に置いてみてもよいでしょう。

▶ 自然環境から都市環境へ〔図1〕

人が現在のような環境のなかで暮らし始めたのは、つい最近のこと。

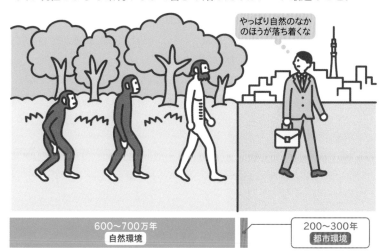

やっぱり自然のなか
のほうが落ち着くな

600〜700万年
自然環境

200〜300年
都市環境

▶ 花を見るだけでリラックスする〔図2〕

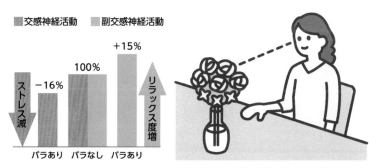

■交感神経活動　■副交感神経活動

ストレス減

リラックス度増

−16%　　100%　　+15%

バラあり　バラなし　バラあり

ピンク色の香りのないバラを30本、37〜40cm離れた場所から4分間見たときの反応。花を見るだけで交感神経が下がり副交感神経が上がる。

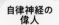

神経伝達物質アセチルコリンを特定

オットー・レーヴィ

（1873 – 1961）

　ときは20世紀初頭。神経と神経の間にシナプスという隙間があること
はわかっていましたが、どのようにして神経細胞間に情報が伝達されてい
るかまでは解明されていませんでした。

　1914年、イギリスの脳科学者、ヘンリー・ハレット・デールは、副
腎から抽出したアセチルコリンに、神経のはたらきを抑える効果があるこ
とを発見します。ところが、アセチルコリンが情報を神経に伝えたのか、
情報が神経に伝わった結果アセチルコリンができたのかという、2つの仮
説が残されてしまいました。

　この謎を解明する実験方法を、夢のなかで考えついたのがドイツの薬理
学者、オットー・レーヴィです。レーヴィは、神経を取り除いたカエルの
心臓と塩水（生理食塩水）を使って実験を行いました。そして、塩水に溶
けだしたアセチルコリンが心臓を機能させ、心拍を遅くすること、つまり
副交感神経が正常にはたらくことを実証したのです。その結果、アセチル
コリンが副交感神経の神経伝達物質で
あることが証明されました。

　この業績が評価されて、1936年に
レーヴィはデールとともにノーベル生
理学・医学賞を受賞しますが、ユダヤ
人だったレーヴィは2人の息子ととも
にナチスに投獄されてしまいます。

　この窮地を救ったのは、デールなど
の研究者仲間や友人たちでした。レー
ヴィはノーベル賞の賞金も含めた全財
産と引き換えに、なんとか解放されま
した。

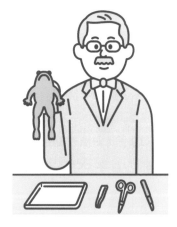

4章

明日話したくなる
自律神経の話

まだわかっていないことが多い自律神経。
日々、各分野の専門家が研究に取り組んでいます。
自律神経に関する、知る人ぞ知るマメ知識や、
最新のトピックをみていきましょう。

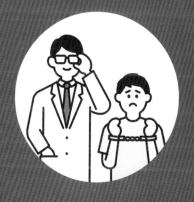

57 ストレスがたまると胃が不調になる?

副交感神経のはたらきを高めようと**食欲増**。
胃腸の機能が低下して悪循環におちいる!

　ストレスがたまってくると胃の調子がおかしくなるのは、食べすぎてしまう「**ストレス食い**」が一因です。

　副交感神経は、胃腸になにかが入ってくると反射的に優位になります。そのため、ストレスがたまって交感神経が優位な状態が続いていると、体は**無意識のうちになにかを食べて副交感神経のはたらきを高めようとする**のです。お腹がすいていないのに、目についたからといってついつい食べてしまうと、胃腸が休まりません〔**図1**〕。

　また、ストレスがあると眠れなくなったり、眠りが浅くなったりすることで、食欲を増加させる**グレリン**という肥満ホルモンが分泌されます。これも食べすぎて胃に負担をかける原因となります。

　アメリカのスタンフォード大学が行った調査によると、平均睡眠時間が8時間の人に比べて、5時間以下の人はグレリンが14.9%も多いということがわかりました〔**図2**〕。おまけに**睡眠不足になると、糖分や脂肪分が多い、つまり消化が悪い食べ物を多くとりがちになる**、という報告もあります。

　このように、ストレスがたまると消化の悪いものを休みなく食べすぎてしまいます。そのうえ、交感神経が過剰になっているため胃腸がはたらかず、胃に不調を感じるようになってしまうのです。

自律神経と肥満ホルモンのせいで食欲UP

▶「ストレス食い」のしくみ〔図1〕

ストレスを感じているときは、交感神経が優位な状態。体が副交感神経を高めようと反応して食欲が増す。

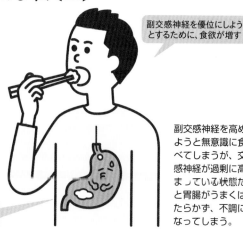

副交感神経を優位にしようとするために、食欲が増す

副交感神経を高めようと無意識に食べてしまうが、交感神経が過剰に高まっている状態だと胃腸がうまくはたらかず、不調になってしまう。

胃腸が無理をして機能が低下し、胃が不調になる

▶睡眠不足で肥満ホルモンが増える〔図2〕

睡眠時間が短くなると、食欲を増加させる肥満ホルモン「グレリン」が増えてしまう。

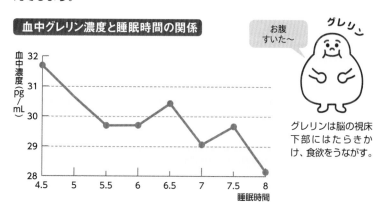

血中グレリン濃度と睡眠時間の関係

血中濃度（pg／mL）

縦軸: 32, 31, 30, 29, 28
横軸（睡眠時間）: 4.5, 5, 5.5, 6, 6.5, 7, 7.5, 8

グレリン

お腹すいた〜

グレリンは脳の視床下部にはたらきかけ、食欲をうながす。

147

58 光をまぶしく感じるのは自律神経のせい?

交感神経が優位になりすぎて、
瞳孔が開いている可能性がある!

「以前よりも朝日がまぶしくて目が開けられない」「スマホやパソコンの光がまぶしくて明るさを下げた」といった経験があれば、交感神経が優位になりすぎている可能性があります。

交感神経は、たとえば「獣に遭遇する」ような危機的状況に対応する神経のため(➡P36)、**より細かな情報を集めようとして瞳孔を開かせる(散瞳)**はたらきがあります〔**図1**〕。

瞳孔が開いているとまぶしく感じるだけでなく、**紫外線が吸収されやすく**なります。紫外線は白内障や紫外線角膜炎などの眼病を引き起こすことがあるので、注意が必要です。

また、目にはセンサーの役割があるため、紫外線が大量に入り込むと、脳から肌の防御を担っている色素、**メラニン**をつくるよう指令が出ます。すると、**必要以上に日焼け**をしてしまうのです〔**図2**〕。

リラックスを心がけて副交感神経を高めることも大切ですが、同時に目を守るように意識して、外出時には紫外線カット効果のあるサングラスをかけるとよいでしょう。**色が濃いだけのサングラスは視界が悪くなり、ますます瞳孔が開いてしまう**ので逆効果です。また、パソコンやスマホなどのブルーライトも目に負担をかけるので、ブルーライトカット用メガネを利用するのがおすすめです。

交感神経が優位になると瞳孔が開く

▶ 自律神経と瞳孔の散大・縮小〔図1〕

瞳孔（黒目）は、交感神経が優位だと散大して大きくなる。一方、副交感神経が優位だと小さくなる。

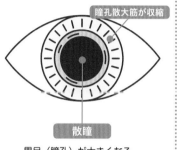

交感神経が優位

瞳孔散大筋が収縮

散瞳

黒目（瞳孔）が大きくなる。

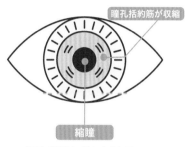

副交感神経が優位

瞳孔括約筋が収縮

縮瞳

黒目（瞳孔）が小さくなる。

▶ 目が紫外線をキャッチし日焼けするしくみ〔図2〕

直接肌に紫外線が当たらなくても、メラニンは生成される。

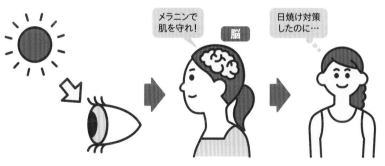

メラニンで肌を守れ！

脳

日焼け対策したのに…

太陽による紫外線が目から入る。

メラニンをつくるように脳から指令が出る。

肌に直接紫外線が当たらなくても、肌が黒くなる。

149

明日話したくなる自律神経の話 **4章**

59 自律神経はどれくらいの速さで切り替わる?

なるほど! 交感神経は約0.2秒、副交感神経は約5分で切り替わる!

「突然なにかが落ちてきて驚いて胸がドキッとする」「外に出たら寒くて鳥肌が立つ」。多くの人が経験したことがあると思いますが、このような反応はほんの一瞬で起こりますよね。

これは、交感神経の情報伝達がとても速いからです。**交感神経がオンになるまでの時間は0.2秒程度**。命に危険がおよぶ可能性があるので、交感神経の情報はとてもスピーディに伝わるのです。

一方で、**副交感神経が優位に切り替わるには5分程度**必要になります。温かいお風呂のような、心地よい環境に身をゆだねているうちに、少しずつ副交感神経が高まってくるのです〔**図1**〕。

そのため、副交感神経を優位にする効果がある腹式呼吸(➡P102)も、2〜3回やってみる程度ではあまり効果は期待できません。**座ってしばらくゆっくり呼吸を続けてみましょう**。次第に筋肉がゆるんで、リラックスしていくのがわかります。

ちなみに、眠れないときはヒツジを数えるとよいといわれていますが、これは英語で数えるからこそ有効な手段。一説には、「one sheep, two sheep」と「シープ」の部分で息を長く吐くことになり、ある程度の時間続けると、副交感神経が優位になるので眠たくなっているとされています〔**図2**〕。

交感神経は速く、副交感神経はゆっくり

▶ 自律神経が切り替わるスピード〔図1〕

交感神経は危機的状況ではたらく神経のため、短時間で優位になる。一方、副交感神経はゆっくり時間をかけて切り替わる。

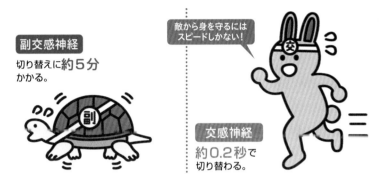

敵から身を守るには
スピードしかない！

副交感神経
切り替えに約5分かかる。

交感神経
約0.2秒で切り替わる。

▶ ヒツジを数えると眠くなる理由〔図2〕

ゆっくり「シープ」と数えることで深く呼吸ができ、続けると副交感神経が優位になって入眠できるという説がある。

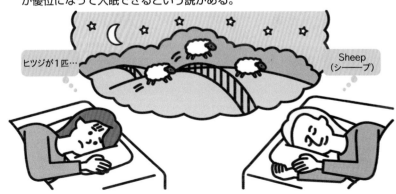

ヒツジが1匹…

Sheep
（シーープ）

長い母音がない日本語の「ヒツジが1匹…」では、入眠効果はあまりない。

60 自律神経のせい？
朝に心筋梗塞が多いわけ

 なるほど！ 自律神経の切り替わりと血圧の関係で、
心筋梗塞や脳卒中は明け方に起きやすい。

　心筋梗塞や脳卒中は、明け方に多く起こります。これは、**明け方
が自律神経の切り替えの時間帯**であることが一因です〔**図1**〕。

　寝ている間は副交感神経が優位になり、血圧が低い状態になって
います。明け方になると少しずつ交感神経が優位になり、目覚めて
から日中に向けて徐々に血圧が上がっていきます。

　しかし、ストレスを抱えているなどしてぐっすり眠れていないと、
睡眠中も交感神経が優位な状態が続きます。すると**血圧が下がりき
らないまま朝を迎え、そこからさらに交感神経のはたらきが高まっ
ていくため、急激に血圧が上がってしまう**のです。

　また、就寝中はたくさん汗をかくので、明け方は血液が濃縮され
ていることがあります。その状態で血圧が急激に上がると、血管が
破れたり詰まったりして脳卒中になってしまうのです。

　そのため**「早朝高血圧」は、常に血圧が高い一般的な高血圧より
も危険**だといわれています。しかし、日中には血圧が落ち着いてい
る場合も多く、見過ごされていることも少なくありません。

　ストレスが多い人は、起床時の血圧を測定してみましょう。血圧
が高いようなら、寝る前には水分をとり、起床時もすぐには立ち上
がらず、ゆっくり体を起こすよう意識してください〔**図2**〕。

朝は自律神経が切り替わり血圧上昇

▶ 心筋梗塞が起きやすいタイミング〔図1〕

もっとも心筋梗塞になりやすいのは、起床後1時間以内。脳卒中も8〜12時までがもっとも起こりやすい時間帯だということがわかっている。

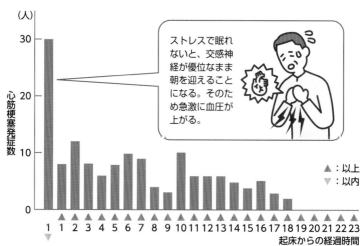

ストレスで眠れないと、交感神経が優位なまま朝を迎えることになる。そのため急激に血圧が上がる。

(人) 心筋梗塞発症数

▲：以上
▼：以内

起床からの経過時間

※出典：Robert J. Goldbergほか「Time of onset of symptoms of acute myocardial infarction」

▶ 明け方に起こる病気を予防する習慣〔図2〕

❶ 血圧測定

血圧の異常を察知するため、起床時に血圧を確認する。

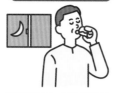

❷ 寝る前の水

寝る前にコップ1杯の水を飲んで血液濃度の上昇を防ぐ。

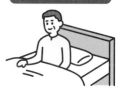

❸ ゆっくり起きる

少しずつ体を起こし、急に立ち上がらないようにする。

153　明日話したくなる自律神経の話 **4章**

血圧を正常に整えるには 1日30分の「早歩き」が効果的!

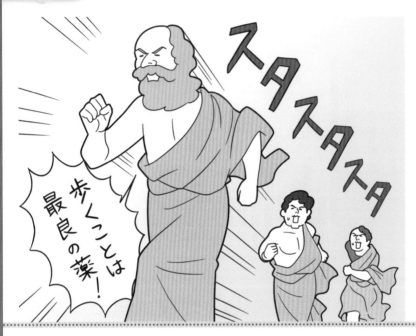

医学の父・ヒポクラテスは、およそ2400年前に「**歩くことは人間にとって最良の薬である**」という言葉を残したとされています。解剖実験などのなかったその時代に、観察と経験によって導き出したその言葉は、現在では医学的にも実証されつつあります。

歩くことが体にいい理由のひとつは、自律神経のバランスを整えるからです。脳には「**圧受容器反射**」というシステムがあり、血圧

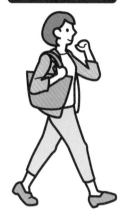

血圧を調整する圧受容器反射を正しく機能させるためには、副交感神経のはたらきが重要。

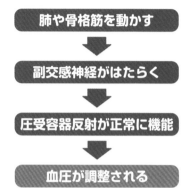

肺や骨格筋を動かす

↓

副交感神経がはたらく

↓

圧受容器反射が正常に機能

↓

血圧が調整される

歩くことに集中して、リズミカルに、胸を張って歩く。

の上昇・下降に合わせて、血流を調整しています。この**圧受容器反射は、副交感神経がしっかりはたらかないと機能が低下**してしまい、血圧を下げるべきタイミングで、血圧を上げてしまうようになります。そして、圧受容器反射不全が常態化すると、高血圧などの心疾患につながります。

　副交感神経のはたらきを活性化するためのアクションのひとつが、**副交感神経の起点でもある肺や骨格筋を動かすこと、つまりとても軽い運動**です。

　具体的には、「**1日30分、血圧100～110程度の有酸素運動**」が有効です。これは、少し息が上がる程度の早歩きに相当します。たとえば、買い物に行く際の往復を早歩きにする、帰宅の際に1駅分余計に歩く、などの工夫で実践できます。ただし、脱水症状にならないために水分を十分にとっておくこと、食後すぐの自律神経が不安定な時間帯を避けることがポイントです。

61 赤ちゃんでも
自律神経は乱れる?

なるほど! 赤ちゃんは**自律神経が未発達**!
大人と同じ環境だと**重い病気**につながることも。

　生まれたばかりのころはさまざまな器官が未発達で、自律神経も例外ではありません。そのため、**赤ちゃんは体温調節がスムーズにできず、大人よりも体温が環境に大きく影響を受けます。**

　そのため、赤ちゃんを衣類や寝具でおおったまま、自分が寒いからといって暖房を高めに設定すると、赤ちゃんの体温が上がりすぎてしまいます。その結果、着せすぎが自律神経のアンバランスを招き、呼吸機能障害から赤ちゃんが突然死してしまう「**乳幼児突然死症候群（SIDS）**」を誘発するといわれています〔**図1**〕。部屋の温度は赤ちゃんの体温を意識しながら調節しましょう。

　自律神経を発達させていくためには、赤ちゃんでも1日の生活リズムを整えることが大切です。しかし、日本は夜更かしの傾向が強く、赤ちゃんがいても夜中まで煌々と灯りをつけている家が少なくありません。**赤ちゃんがしっかりと眠れる環境をつくるためにも、夜は灯りを消す**ようにしましょう。

　子どもでも、基本的に自律神経を整える方法は大人と変わりません。必要な睡眠時間は年齢によって異なりますが、起こしてもなかなか起きないといった場合には、慢性的に睡眠不足の可能性があるので、生活スタイルを見直すとよいでしょう。

赤ちゃんは自律神経が<u>未発達</u>なので注意

▶乳幼児突然死症候群（SIDS）のメカニズム〔図1〕

乳幼児に服を着せすぎると、体温が上がって、交感神経が優位にはたらくようになる。

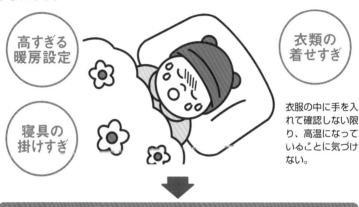

高すぎる
暖房設定

衣類の
着せすぎ

衣服の中に手を入れて確認しない限り、高温になっていることに気づけない。

寝具の
掛けすぎ

交感神経がはたらき高体温化

1
熱と汗で衣服の中が高温多湿となり、乳幼児の高体温化（うつ熱）が進む。

2
睡眠にともなって体温が下降しなくなる。そのため、寒さで目が覚めることがなくなる。

3
自分で服を脱いだり、ふとんから抜け出したりすることができず、熱がこもってさらに高体温化する。

呼吸機能障害

乳幼児突然死症候群（SIDS）

Q 自律神経の影響で恋をすることもある?

ある	or	ない

誰かを目の前にして心臓がドキドキと脈打つ恋の始まり。拍動をコントロールするのが自律神経なのであれば、恋愛感情を支配するのも自律神経といえるでしょうか?

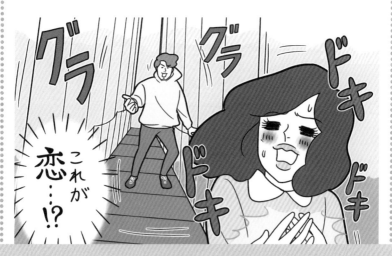

つり橋の上で知り合った男女は、つり橋の不安定さから起こるドキドキを恋愛感情と勘違いして恋に落ちてしまうという**「つり橋効果」**はよく知られた心理効果です。

これは、恋愛をしたときにも、恐怖を感じたときにも、同じように交感神経が優位になってドキドキすることから、脳がどちらのド

キドキかわからなくなってしまうことが要因だといわれています。ですから、ドキドキする場所で出会えば、恋愛に発展する可能性もあるかもしれません。

喜怒哀楽とそれにともなう行動（情動）は、自律神経と密接な関係にあります。なぜなら、自律神経の中枢と情動のコントロールセンターが脳内のほぼ同じ場所（視床下部）か、非常に近くにある可能性が高いことがわかってきているからです。その場合、**感情の動きと連動して自律神経がはたらくのは自然なことといえます。**

また、母性行動（母親が自分の子どもを守り育てようとする感情にもとづく行動）をうながすホルモンであるオキシトシンも、自律神経と密接な関係にあります。

自律神経が直接影響して恋をすることはないので、正解は「ない」ですが、恋愛のきっかけが喜怒哀楽のような感情だとすると、間接的には関係するといえるのかもしれません。

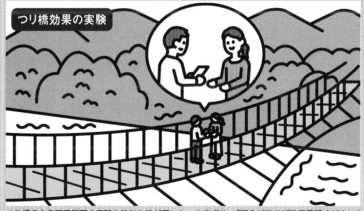

つり橋効果の実験

つり橋の中央で突然若くて魅力的な女性がアンケートを求め、「関心があれば後日電話ください」と電話番号を渡すと、約5割が電話をした。一方、頑丈な橋で同じ実験をしたところ、約1割しか電話をしなかった。

※出典：Dutton, D. G. & Aron, A. P.「Some evidence for heightened sexual attraction under conditions of high anxiety」

明日話したくなる自律神経の話 **4**章

62 自律神経は天気の 影響を受ける？

 なるほど！ 気圧や気温の急激な変化により、 自律神経が乱れて不調を招く！

　雨が降る前は古傷が痛む、台風がくると頭が痛くなるなど、天気によって起こる不調を一般的に「**気象病**」と呼んでいます。

　愛知県で20歳以上の男女を対象に行われた調査では、2,628人のうち39％が体のどこかに3か月以上続く痛みを感じていて、そのうち25％が「天気が悪いとき、崩れるときに痛みを感じる」と答えています。つまり、**1割近くの人が、天気の影響を受けて体調を崩している**ということです。

　不調までいかなくても、曇りの日は「なんだか眠い」と感じる人は多いのではないでしょうか。それは人類が長い歴史のなかで、活動に向いていない天気のときには**副交感神経を優位にはたらかせて**、体を休めてきたからです。

　もともと自律神経が乱れがちな人は、副交感神経がはたらきすぎて**血管が過度に拡張**し、**片頭痛**を起こしたり、**倦怠感**が強くなって寝込んでしまうということがあるのです。

　また、人は**7℃以上の気温差にはうまく適応できない**といわれています。季節の変わり目で気温が乱高下するようなときは、知らず知らずのうちにストレスを感じて交感神経が優位になり、血圧が高くなるといった不調が起こることもあります。

天気が悪いと副交感神経が<u>過度にはたらく</u>

▶ 気圧の変化で不調が起こるしくみ

耳の奥にある内耳（ないじ）という部分は気圧を感じるセンサーになっていて、その変化が自律神経に伝わる。飛行機内で耳に違和感が生じるのもそのせい。

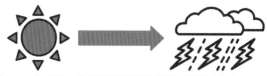

天気がよかったのに、急に雷雨になり気圧が変化すると……

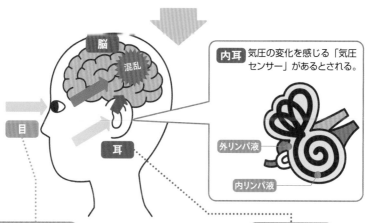

脳 混乱

目

耳

内耳 気圧の変化を感じる「気圧センサー」があるとされる。

外リンパ液

内リンパ液

目が感知
視覚は気圧の影響を受けないので**体のバランスは崩れていない**と感知。

目と内耳の
感じ方のギャップで
混乱！

内耳が感知
耳の奥（内耳）の「気圧センサー」が気圧の変化によって**体のバランスが崩れた**と感知。

交感神経が興奮し、内耳の血流が低下してめまいがしたり、痛みを引き起こす神経が刺激されて、片頭痛や関節痛が発生したりする。

63 うそ発見器は自律神経を チェックしている?

隠したい事実を突きつけられたときの
交感神経の反応を確認している!

刑事ドラマなどに登場するうそ発見器。正式には「**ポリグラフ検査**」と呼ばれる検査で、**実は自律神経に深く関係しています**。

容疑者が犯行を否認している場合、隠しておきたい情報について質問されると、生理反応が高まります。たとえば、犯行に使われた凶器が報道されていない場合、捜査関係者以外で知っているのは犯人だけです。そこで、すべて「いいえ」で答える前提で「凶器に使ったのは包丁ですか?」「はさみですか?」と質問していき、凶器を知っているかどうかを生理反応によって確かめています。つまり、**うそを見つけているというよりも、事実を知っているかどうかを確認する**記憶の検査なのです。

ここで生理反応として見ているのは、「呼吸運動」「手の汗」「心拍数」「指先の血管の収縮具合」などで、すべて自律神経の反応です。**隠したいことを突きつけられることで交感神経が優位**になり、反応に違いが生まれるのです〔**右図**〕。

このポリグラフ検査は「ある質問内容を知っている」人を正しく「知っている」と推定できる割合は86%、「知らない」人を正しく「知らない」と推定できる割合は95%と高い判定率をほこっています。

162

▶ ポリグラフ検査は自律神経反応検査器

ポリグラフ検査はすべて「いいえ」で答える前提。犯人は正しい回答が「はい」の場合も「いいえ」と答えなければならない。そうすると…。

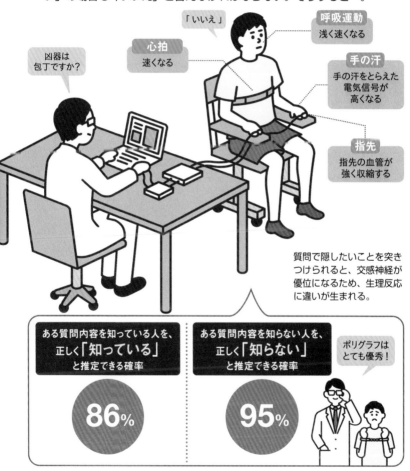

「いいえ」

呼吸運動
浅く速くなる

心拍
速くなる

手の汗
手の汗をとらえた
電気信号が
高くなる

凶器は
包丁ですか？

指先
指先の血管が
強く収縮する

質問で隠したいことを突きつけられると、交感神経が優位になるため、生理反応に違いが生まれる。

ある質問内容を知っている人を、
正しく「知っている」
と推定できる確率

86%

ある質問内容を知らない人を、
正しく「知らない」
と推定できる確率

95%

ポリグラフは
とても優秀！

64 ペットにも 自律神経の不調がある?

なるほど! 人間と同じように、**ストレス**や **気温の寒暖差**などで不調が起こる!

　ネコやイヌなどの動物でも、自律神経がはたらいて体を自然に調節しているというメカニズムは変わりません。人間以上の長い野生の歴史を考えれば、人工的で不自然な生活を送るようになったペットのほうが、自律神経への負担は大きいかもしれません。自律神経の不調は、ネコやイヌの場合、特に「**キー・ガスケル症候群（自律神経異常症）**」と呼ばれます。

　自律神経が乱れる原因には、人間同様に**ストレスや寒暖差**などが挙げられます。ストレスの原因は、どこかに預けられる、引っ越して家が変わる、怒鳴られたりするなどさまざまです。イヌは鼻がきくぶん、**人にとっては心地よいアロマがストレスの原因**になっているなど、動物ならではのストレスもあるでしょう。

　症状は人間とほとんど変わりません。元気がない、食欲がない、体重が減る、たびたび嘔吐する、下痢や便秘をする、瞳孔が常に開いているなどです〔**図1**〕。

　ストレスをやわらげるためには、**ペットをよく観察し、ストレスの原因を探る**ことが先決です。対症療法としては、副交感神経のはたらきを促進したり、症状を軽減する**薬剤を投与する**方法があります。かかりつけの獣医に相談して、治療をしていきましょう〔**図2**〕。

▶ キー・ガスケル症候群のおもな症状〔図1〕

当てはまる症状があれば、チェックしてみよう。複数該当した場合は、獣医に相談を。

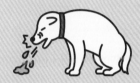

□ 元気がない
□ 食欲不振
□ 便秘
□ 食後の嘔吐
□ 涙の分泌減少とドライアイ
□ 唾液の分泌減少と口臭
□ 散瞳（瞳孔が常に開いている）
□ 瞬膜（眼球を保護している透明または半透明の膜）の露出
□ 腹部の膨張

□ 食道アカラシア
□ 徐脈（脈が遅くなる不整脈）

食道アカラシアは、食道があまり動かずうまく消化できず、飛ばすように吐いたりする病気。

▶ キー・ガスケル症候群の治療法〔図2〕

副交感神経のはたらきを促進する薬剤を投与したり、ドライアイの場合は目薬をさすなど、症状に対する治療をする対症療法を中心に行う。

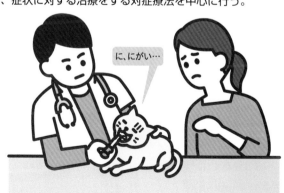

食道アカラシアの場合は、うまく吐き出せなかったりすると誤嚥性肺炎を起こすこともあるため、上を向くようにエサを置いて食べさせる。

に、にがい…

65 人前で話すとき、あがるのはなぜ?

なるほど! ノルアドレナリンの上昇により、交感神経が緊張するため!

　人前で話すと極度に緊張してしまい、どもったり手が震えたりしてしまう「**あがり症**」。

　あがり症になってしまうのは、**血液中のノルアドレナリンが上昇**することにより、交感神経が過度に緊張してしまうことが原因です。交感神経の影響で心拍数が高まって動悸がしたり、発汗、震えなどの症状が起こったりします〔**図1**〕。

　人前に立つ前に手のひらに「人」という字を書いてのみ込むというおまじないがありますが、これは単に「相手をのみ込む」という言葉遊び的な暗示であり、残念ながら自律神経には影響しません。それよりも、**長く息を吐くことを意識しながら深呼吸**をするほうが効果的です。

　"あがり"自体は誰にでも起こる身体反応で、問題はありません。しかし、人前で話すことが怖くて仕事に行けなくなるなど、極端な場合には「**社会不安障害（SAD）**」という精神疾患の可能性があります〔**図2**〕。社会不安障害は「社会的状況や行為に対する顕著な恐怖」とみなされており、**思春期や青年期に発症することが多い**のが特徴です。アメリカでは一生のうちに社会不安障害になる人が約13%といわれており、決してめずらしい病気ではありません。

緊張すると血中のノルアドレナリンが上昇

▶ あがり症の原因〔図1〕

緊張するとノルアドレナリンが大量に分泌され、交感神経が優位になる。

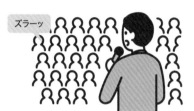

外部要素

大勢の前でスピーチするなど、緊張する出来事が発生。

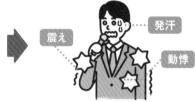

内部要素

震え / 発汗 / 動悸

ノルアドレナリンの分泌過剰で交感神経が優位になり、発汗や震えが起こる。

▶ 社会不安障害になりやすい年代〔図2〕

社会不安障害は10〜20代で発症する人が多く、引きこもりになっている人のなかにも一定数、社会不安障害が原因の人がいると考えられる。

社会不安障害の患者数の割合

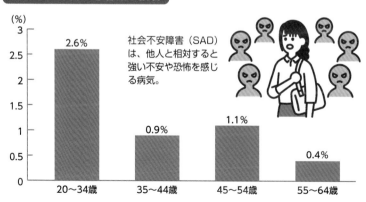

社会不安障害（SAD）は、他人と相対すると強い不安や恐怖を感じる病気。

(%)
- 20〜34歳：2.6%
- 35〜44歳：0.9%
- 45〜54歳：1.1%
- 55〜64歳：0.4%

※出典：川上憲人「精神疾患の有病率等に関する大規模疫学調査研究：世界精神保健日本調査セカンド 総合研究報告.2016」

明日話したくなる自律神経の話 **4章**

66 「コーヒーでひと休み」は自律神経によい?

なるほど!

交感神経を高めるので集中力アップ!
ただし、**ストレスが多い人**は**ひかえめ**に。

　仕事中にコーヒーを飲むのが習慣という人は、少なくありません。気づけば4杯も5杯も飲んでしまっている、という人も多いのではないでしょうか。

　コーヒーに含まれる**カフェインは、交感神経を刺激**します。そのため、副交感神経が優位で動く気力が湧かないというような場合には、コーヒーを飲むと心身がシャキッとして集中力が上がります。しかし、もともとストレスが多く、**交感神経が優位になっている人が大量に飲んでしまうと、不調を招く一因**となります。

　ストレスで胃がキリキリする、下痢をしがち、イライラするという人は、飲む回数を減らしましょう。ランチのあとは副交感神経が上がって眠くなるので、食後に飲むのがよいでしょう。

　夕方以降に飲むのも注意が必要です。アメリカで行われた研究によれば、**就寝6時間前のカフェイン摂取でも、睡眠を1時間短くする可能性がある**と報告されています。つまり0時に就寝する人なら、18時以降はカフェイン摂取はひかえたほうがよいのです。

　コーヒーをはじめとしたカフェインは、このように自分の状態や時間帯に合わせて取り入れるようにしましょう。カフェインは緑茶や紅茶、ウーロン茶にも含まれているので注意が必要です〔**右図**〕。

カフェインによる交感神経への過剰刺激

▶コーヒーやお茶に含まれるカフェインの量

日本では特に摂取基準は設けられていないが、欧州食品安全機関（EFSA）などでは、健康な大人であれば、1日当たり400mgまでならば健康への悪影響はないとしている。ただし、妊婦や授乳婦などはかかりつけ医に相談することが推奨されている。

飲み物に含まれるカフェイン量

飲み物	カフェイン量 （100mL当たり）	条件
玉露	160mg	茶葉10gを60℃の湯60mLで2分半浸出した場合
コーヒー	60mg	コーヒー粉末10gを熱湯150mLで淹れた場合
紅茶	30mg	茶5gを熱湯360mLで1分半〜4分浸出した場合
煎茶	20mg	茶10gを90℃の湯430mLで1分浸出した場合

※出典：食品安全委員会「食品中のカフェイン」

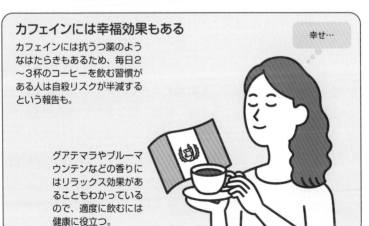

カフェインには幸福効果もある

カフェインには抗うつ薬のようなはたらきもあるため、毎日2〜3杯のコーヒーを飲む習慣がある人は自殺リスクが半減するという報告も。

幸せ…

グアテマラやブルーマウンテンなどの香りにはリラックス効果があることもわかっているので、適度に飲むには健康に役立つ。

明日話したくなる自律神経の話 **4**章

67 辛いものは 自律神経を刺激する?

なるほど! カプサイシンを含む食べ物は、
交感神経を刺激する!

　辛いものを食べるとカーッと体が熱くなって汗が出てきますが、これは**交感神経が刺激されている**からです。

　辛味成分の**カプサイシンを摂取すると、体の中にあるカプサイシン受容体にはまり、交感神経が刺激されます**。辛いものといっても、交感神経を刺激するのはカプサイシンが含まれる食品なので、**ワサビやマスタードは交感神経を刺激しません**。ワサビを食べるとツーンとして涙は出ますが、汗は出ません。涙が出るのは、揮発性が高い辛味成分が、目の粘膜を刺激するからです。

　このように、カプサイシンは交感神経を刺激するので、食欲を低下させるように感じますが、夏バテしているときに、カプサイシンを含む担々麺や麻婆豆腐なら食べられたりします。これは、**カプサイシンが消化器を刺激して血流をよくし、汗をかくことで適切な体温調節をしてくれる**からです。結果、暑さからくる疲労感がやわらぎ、食欲が出るのです〔**右図**〕。

　辛い食べ物は、副交感神経にも作用します。強い刺激が口から伝わると、**その防御反応として反射的に副交感神経の活動も高まります**。そのため、**消化器の活動が活発化**します。ちなみに、辛いものを食べると鼻水が出るのも、副交感神経によるものです。

▶カプサイシンは夏バテ防止にも効果的

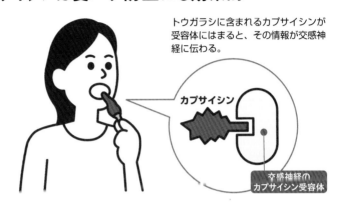

トウガラシに含まれるカプサイシンが受容体にはまると、その情報が交感神経に伝わる。

カプサイシン

交感神経の
カプサイシン受容体

交感神経を刺激		反射的に副交感神経がはたらく
●皮膚の温度が上がって汗をかき、適切に体温調節が行われる ●神経伝達物質のはたらきで集中力が高まる	＋	●唾液や鼻水が出る ●胃腸が動いて食欲が増す

カプサイシンはあまり分解されない

ワサビは加熱すると辛味が減るが、トウガラシはあまり変わらない。その理由はカプサイシンが分解されにくいから。トウガラシをたくさん食べると、お尻までピリピリ痛くなるのはそのせい。

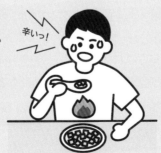

辛いっ!

トウガラシを食べたあとにお腹をこわしてしまうのは、副交感神経がはたらきすぎて、胃腸が必要以上に活動するためという説もある。

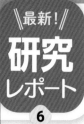
ノーベル賞受賞で注目！
体内のセンサー「TRPV1」

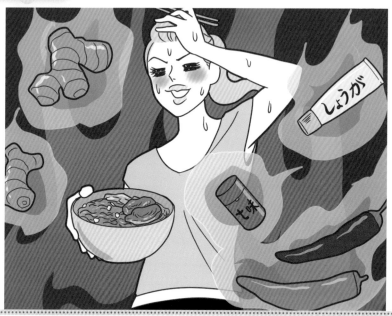

　体温は、健康な生活を送るうえで非常に重要です。体内で熱がつくられ（熱産生）、基礎体温が上がって代謝がうながされることで、健康な体は維持されます。体内には熱刺激を感知する“センサー”があり、これが自律神経にはたらきかけて体温を調整しています。

　この“センサー”の研究者が、2021年のノーベル生理学・医学賞を受賞しました。アメリカの生理学者であるデービッド・ジュリアス博士です。彼らのチームは、トウガラシの辛味成分カプサイ

TRPV1 が自律神経にはたらきかけるしくみ

TRPV1 は熱刺激だけなく食品成分でも活性化する。TRPV1 を活性化する食品成分の摂取は、内臓感覚神経に作用して代謝（熱産生）をうながす。

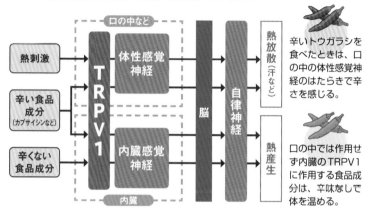

辛いトウガラシを食べたときは、口の中の体性感覚神経のはたらきで辛さを感じる。

口の中では作用せず内臓の TRPV1 に作用する食品成分は、辛味なしで体を温める。

シン（➡P170）が結合する受容体「**TRPV1**」を発見し、さらに TRPV1 が熱刺激（42℃以上の"熱い・痛い"と感じる温度）によっても活性化することを実証したのです。

その結果、辛い物を食べると体が温まるということが、単なる実感としてだけではなく、メカニズムとして解明されました。それは、香辛料の成分が口の中の辛味を感じる神経だけでなく、**内臓に分布する TRPV1 が感覚神経と脳を介して自律神経にはたらきかけ、代謝を促進して体温を上げている**というしくみです。このことから、意識のうえでは「辛い」「熱い」と感じない香辛料にも、代謝を促進する場合があることがわかりました。

日本古来の温活食材であるショウガに含まれる**ショウガオールとジンゲロールも、TRPV1 を活性化**します。民間療法が、科学的にも理にかなっていることが証明されつつあるのです。

68 怖い話を聞くと 寒く感じるのはなぜ？

なるほど！ 恐怖心が交感神経を刺激し、
鳥肌を立たせることで寒く感じるから！

　酷暑のアフリカをルーツにもつ人類にとって、寒さは生命の大きな危機。そのため寒さを感じると交感神経がはたらき、**末梢血管を収縮させて皮膚から熱が逃げないよう閉じ込めたり、立毛筋を収縮させて保温をしよう**とします。これが鳥肌です。

　大昔、人類が毛深かったころは、立毛筋を収縮させて毛を立て保温をしていましたが、現代人に保温するほどの毛はありません。しかし、**立毛筋にはゾクゾク感を生み出す**というはたらきが残っています。ゾクゾクするから「体を温めよう」と意識できるわけです。

　鳥肌は寒いときだけに立つわけではありません。ゾッとするような出来事に遭遇したときなども鳥肌が立ちます。たとえば、**怖い話を聞くと恐怖心から交感神経が優位**になり、末梢血管が収縮して血の気が引いて鳥肌が立ちます。同時に、血流が滞ることで酸素が体中に行き渡らなくなり、体が冷えてゾクゾクするのです〔**右図**〕。

　ちなみに、風邪を引くと熱が出ているのにゾクゾクして震えることがあります。これは筋肉を震わせることで熱をつくり出すためです。体温が上がると病原体の増殖を抑えることができ、免疫を活発にはたらかせることができます。脳がゾクゾク感を寒さと勘違いするため、熱があるのに寒いという状態になるのです。

立毛筋収縮は「身を守れ」のサイン

▶ ゾクゾク感のメカニズム

① 怖い話を聞くと交感神経がはたらく

怪談を聞いたり、怖い映画を観たりすると、生命の危機を感じとって、交感神経が優位になる。

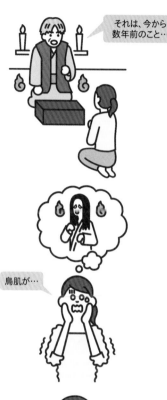

それは、今から数年前のこと…

② 末梢神経と立毛筋が収縮する

末梢神経が収縮して血流が抑えられるため、体内に血液が十分に流れずに血の気が引き、立毛筋の収縮で鳥肌が立つ。

鳥肌が…

③ 寒気を感じる

酸素が体の細部に行き渡らなくなり、体が冷えていく。その結果、「寒い！」「体を温めなきゃ」と脳が指令を出す。

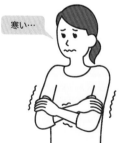

寒い…

69 花粉症で、夜に鼻がつまるのはなぜ？

なるほど！ 副交感神経が優位になると、鼻の粘膜が拡張してつまる！

　花粉症の人のなかには、日中はたいして症状がなかったのに、眠ろうとした途端に、鼻がつまって苦しくなるという人がいます。

　これは眠りに入ろうとすると**副交感神経が優位になり、鼻粘膜が拡張して腫れ、空気の通りが悪くなる**からです〔**図1**〕。ちなみに、風邪のときも同様のことが起こります。

　鼻づまりがひどくなると、睡眠時に一定期間だけ呼吸が止まる「**睡眠時無呼吸症候群**」を引き起こすこともあります。眠っているので自覚がないこともありますが、十分な時間眠っても疲れがとれない、起きたときにのどがカラカラに渇いているといった症状があれば、睡眠時無呼吸症候群の疑いがあるので、呼吸器内科や循環器内科を受診してみましょう。鼻づまりがひどいときは、解消法を試してみるのもおすすめです〔**図2**〕。

　花粉症は明け方に強い症状が起きる「**モーニングアタック**」が特徴的ですが、これも自律神経が一因といわれています。**朝は副交感神経優位から交感神経優位に切り替わる時間帯で、バランスが崩れやすい**ことが影響していると考えられています。

　また、明け方は寝る前にホコリとともに舞い上がっていた花粉が落ちてくる時間帯であることも一因です。

副交感神経優位が、鼻づまりを引き起こす

▶寝始めに鼻づまりが起こるメカニズム〔図1〕

鼻腔内の粘膜には、たくさんの毛細血管が通っていて、副交感神経の影響を受ける。

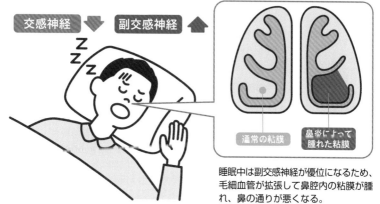

交感神経 ⬇　副交感神経 ⬆

通常の粘膜

鼻炎によって腫れた粘膜

睡眠中は副交感神経が優位になるため、毛細血管が拡張して鼻腔内の粘膜が腫れ、鼻の通りが悪くなる。

▶鼻づまりを解消する方法〔図2〕

脇の下には交感神経が通っていて、鼻の中の鼻甲介という部分とつながっている。交感神経を刺激すると鼻甲介の血管が収縮されて、一時的に鼻づまりが解消される。

脇の下を刺激

ペットボトルを活用。右の鼻が詰まっているなら左の脇に、左が詰まっていたら右の脇にはさむ。

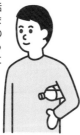

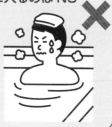

熱いお風呂に入るのは NG

熱いお風呂に入って交感神経を刺激すると、一時的に鼻づまりが解消される。しかし、眠りが浅くなるので控えたほうがよい。

70 五月病は一種の 自律神経の不調？

気候や環境の大きな変化により
自律神経を乱している可能性が大！

　早春の３月から５月にかけては、体調を崩しやすい時期だといわれています。この時期は、**冬の間、寒さで交感神経が優位になっていたのが、温かくなり副交感神経優位に切り替わるタイミング**。そのため自律神経のバランスが崩れ、いくら寝ても眠いという状態になります。

　また、春は寒暖差が激しく、ポカポカと暖かくなったと思ったら冬の寒さに逆戻りしたりするため、気圧の変化が激しく交感神経優位な状態と副交感神経優位な状態とがめまぐるしく入れ替わることを繰り返します。そのため、**ふつうに生活しているだけでも自律神経に大きな負担がかかります**。

　さらにこの時期には、**卒業、入学、就職、引っ越し、昇進など、環境の大きな変化**が起こりやすいという特徴もあります。自分だけでなく家族にも変化が起こり、あわただしくなりがちです。生活の変化は、たとえそれがよい変化であっても心身には大きなストレスとなります。

　その結果、つもりにつもったストレスから一気に解放されて、副交感神経優位に大きく傾いてバランスを崩すことも、五月病の一因といえるでしょう。

▶ 春は自律神経を乱す要因がたくさんある

天候や自分自身、周囲の生活環境の変化が、知らず知らずのうちにストレスに。不調が続くようなら、適応障害など別の病気の可能性もある。

激しい寒暖差

春は1年のうちでも気温の差が激しい季節。気温の変化に対処する自律神経がフル回転で活動する。

めまぐるしく変わる気圧

春は低気圧と高気圧が頻繁に入れ替わる季節でもある。悪天候になると副交感神経が過度にはたらき、自律神経のバランスを崩す。

就職や転勤など環境の変化

忙しかったり、慣れないことを多くこなしたりするので、緊張状態が続き交感神経が優位になりがちになる。

暖かくなってやる気が出ない

寒さのため交感神経優位になっていた冬から一気に気温が上がり副交感神経優位になることで、体が休息モードに入ってしまう。

花粉症で体力消耗

春はスギやヒノキの花粉が舞い、花粉アレルギーの人にはつらい時期。

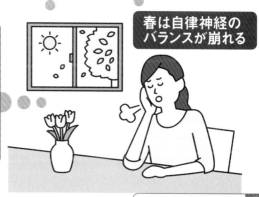

**春は自律神経の
バランスが崩れる**

71 自律神経の不調かも、と思ったら何科に行く？

まずは症状の専門科で異常がないか調べ、原因がわからなければ心療内科へ！

いろいろと不調が起こり「もしかして自律神経の不調かも？」と思ったら、病院で何科を受診すればよいのでしょうか？

まずはその症状の専門科を受診することが必要です。たとえば頻繁に下痢をしてしまうとか、胃が痛むといった場合には消化器内科、動悸が激しい、不整脈があるといった場合は循環器内科を受診しましょう。なぜなら、大きな病気が隠れている可能性があるからです。その病気が不眠や頭痛など、一見関係のない症状を引き起こしていることもありえます。また、専門科で診てもらって**異常がなくても、その症状を抑えるための薬を処方してもらう**ことができます。

それでもよくならない場合や、ひとつひとつの症状はそれほどでもないけれど不調が重なってつらかったり、身体的な不調に加えて不眠や気分の落ち込みなどの症状があったりする場合には、**心療内科**に行ってみましょう〔**図1**〕。

心療内科は心理的な要因から体に現れる症状を扱う診療科で、自律神経による不調「**自律神経失調症**」（➡ P48）への対応も得意としています〔**図2**〕。自律神経失調症は正式な病気として認められているわけではありませんが、ほかの診療科では異常が認められない場合でも、**心療内科ではきちんと向き合ってくれます。**

症状に応じた専門科の受診が第一歩

▶「自律神経失調症かな?」と思ったら〔図1〕

自律神経の不調が疑われるとしても、人によって現れる症状はさまざま。最初に、その症状に合わせた診療科を受診することが先決。

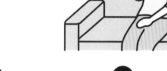

なんか調子が悪いな…

A
胃腸症状や循環器症状など、軸となる症状がある

↓

それぞれの診療科へ

↓

異常がないと診断されたけれど、つらい

B
軸になる症状はないけれど、いろいろと不調が出てつらい

↓

心療内科へ

C
不眠や気力の落ち込みなどの精神症状が重なっている

↓

精神科へ

▶「心療内科」と「精神科」の違い〔図2〕

心療内科

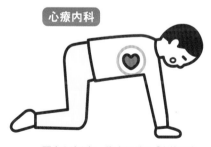

頭痛や吐き気、腹痛などの「身体の症状」が起こっている場合に、心と体の不調を診るのが心療内科。

精神科

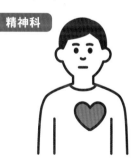

うつ病や不安障害など、「心や精神の症状」を中心としているのが精神科。

181

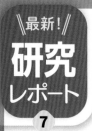
自律神経の中枢が 形成するネットワーク「CAN」

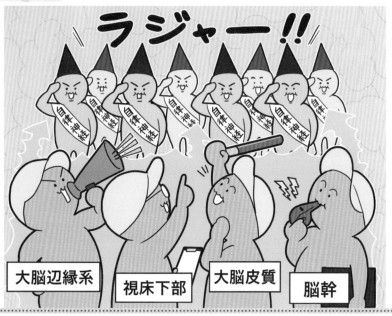

　自律神経の中枢は脳の視床下部というところにあるといわれてきましたが、最近の研究では、視床下部の周辺にも中枢機能がおよんでいることが明らかになってきています。脳幹、大脳辺縁系、大脳皮質といった部位が視床下部と**ネットワークを形成していて、自律神経のはたらきをコントロールしている**というものです。このネットワークを、**CAN（Central Autonomic Nervous system）**、訳して中枢自律神経線維網といいます。

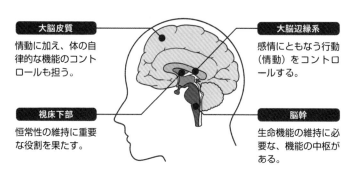

CANを構成するおもな部位 これらの部位が互いに作用しながら、自律神経をコントロールしていると考えられている。

大脳皮質
情動に加え、体の自律的な機能のコントロールも担う。

大脳辺縁系
感情にともなう行動（情動）をコントロールする。

視床下部
恒常性の維持に重要な役割を果たす。

脳幹
生命機能の維持に必要な、機能の中枢がある。

CANを構成する脳幹、視床下部、大脳辺縁系、大脳皮質には、役割分担があることもわかってきました。

脳幹には、生命機能の維持に必要な循環、呼吸、排尿などの中枢があります。

視床下部は、**体内の状態を一定に保つ恒常性（ホメオスタシス）の維持に大きな役割を果たしています**。たとえば、夜にはメラトニンが分泌されて眠くなり、食後には消化器が自然にはたらきます。

大脳辺縁系は、喜怒哀楽といった**感情にもとづく行動（情動）をコントロール**していると考えられています。

大脳皮質は、**情動に加えて、心臓や血管のコントロール、食べることに関係する機能などの自律機能に関する役割**を担います。

自律神経は、これらの部位が相互に作用しながらはたらくことによって機能していると考えられています。これからさらにCANの研究が進むことで、自律神経のメカニズムや情動との関連性、人体の機能に関する謎の多くが解明され、医学がまた大きく一歩、前進するきっかけになるかもしれません。

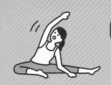

自律神経を整える
ストレッチ＆エクササイズ

現代人はストレスで交感神経のはたらきが過剰になりがち。ここでは、副交感神経の起点でもある肺や骨格筋を動かして、自律神経のバランスを整える運動を紹介します。仕事や勉強の合間、寝る前のすき間時間に手軽にできます。

＼ストレッチ／
1 肩まわし深呼吸 ×5回

肺を動かして副交感神経のはたらきをうながすために、肩をストレッチしながら深呼吸をする。猫背になると肺が縮まって、十分に呼吸ができないので注意。

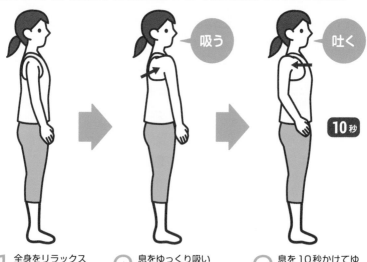

吸う

吐く

10秒

1 全身をリラックスさせて、力を抜いて立つ。

2 息をゆっくり吸いながら肩を持ち上げる。

3 息を10秒かけてゆっくり吐きながら肩を後ろにまわす。

2 体側ストレッチ

反動をつけずにゆっくり体側を伸ばす静的ストレッチ。脊髄がある背骨と周囲の筋肉を動かすので、副交感神経のはたらきが活発になる。

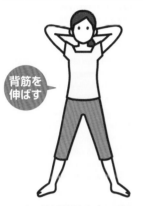

背筋を伸ばす

1 足を肩幅より大きく開いてまっすぐ立ち、手は頭の後ろで組む。

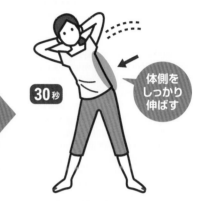

30秒

体側をしっかり伸ばす

2 顔を正面に向けたまま、腰から上だけを曲げて固定し30秒。

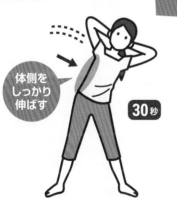

体側をしっかり伸ばす

30秒

3 反対側も同様に行う。腰から上だけを曲げて固定し30秒。

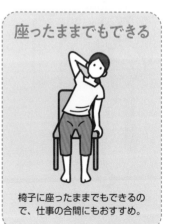

座ったままでもできる

椅子に座ったままでもできるので、仕事の合間にもおすすめ。

3 お尻ストレッチ

副交感神経のはたらきが活発になってリラックスすると、慢性的な痛みが和らぐ。
お尻の筋肉（大殿筋）をストレッチし、長時間の座位による腰痛を緩和する。

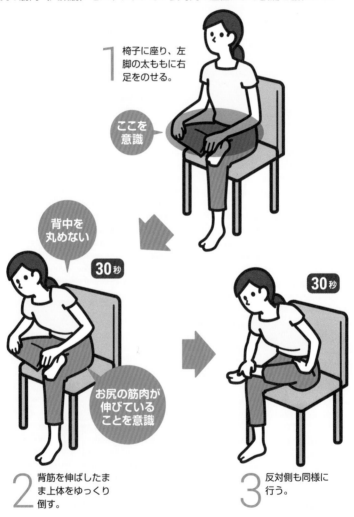

1 椅子に座り、左脚の太ももに右足をのせる。

ここを意識

背中を丸めない

30秒

お尻の筋肉が伸びていることを意識

2 背筋を伸ばしたまま上体をゆっくり倒す。

30秒

3 反対側も同様に行う。

4 壁スクワット

大きな筋肉が集まる下半身全体を動かすことで、副交感神経のはたらきを活発にするスクワット。慣れないうちは支えがないと難しいので、壁を利用するとよい。

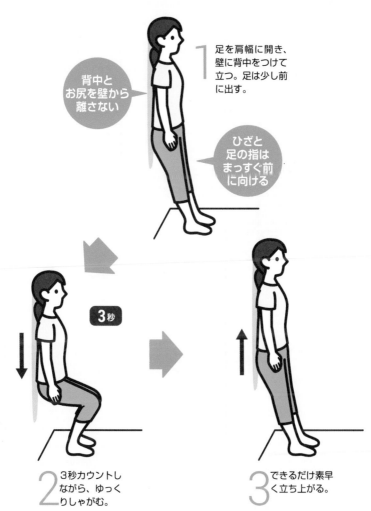

1 足を肩幅に開き、壁に背中をつけて立つ。足は少し前に出す。

背中とお尻を壁から離さない

ひざと足の指はまっすぐ前に向ける

3秒

2 3秒カウントしながら、ゆっくりしゃがむ。

3 できるだけ素早く立ち上がる。

187

5 背筋運動

よい姿勢はよい呼吸につながる。姿勢づくりに重要な背筋を動かして鍛える。

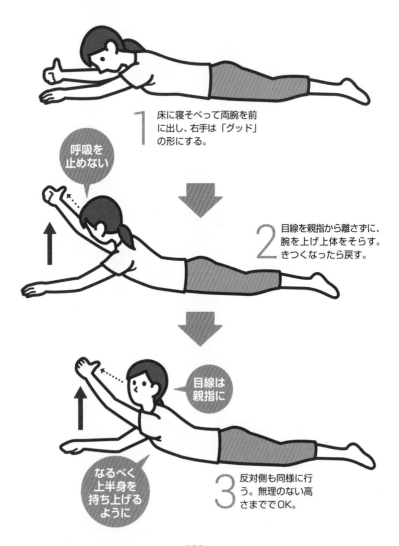

1 床に寝そべって両腕を前に出し、右手は「グッド」の形にする。

呼吸を止めない

2 目線を親指から離さずに、腕を上げ上体をそらす。きつくなったら戻す。

目線は親指に

なるべく上半身を持ち上げるように

3 反対側も同様に行う。無理のない高さまででOK。

6 脚上げ運動

 ×**10**回

筋肉を動かして副交換神経を高める運動は、夜寝る前にベッドでもできる。

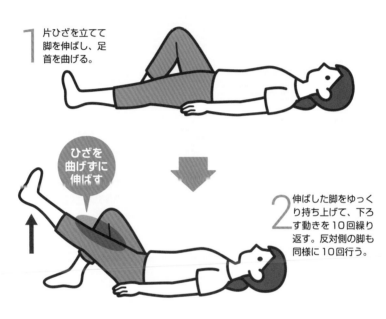

1 片ひざを立てて脚を伸ばし、足首を曲げる。

ひざを曲げずに伸ばす

2 伸ばした脚をゆっくり持ち上げて、下ろす動きを10回繰り返す。反対側の脚も同様に10回行う。

ひざが伸びないときは…

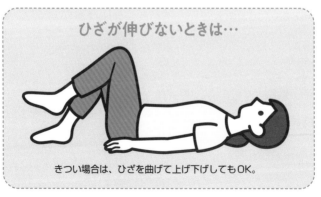

きつい場合は、ひざを曲げて上げ下げしてもOK。

189

さくいん

参考文献

『やさしい自律神経生理学 命を支える仕組み』鈴木郁子編著（中外医学社）
『実験医学 vol.37 No.8 2019[通巻636号]』（羊土社）
『スポーツ医科学』中野昭一編（杏林書院）

監修者 荒木信夫（あらき のぶお）

埼玉医科大学名誉教授、よみうりランド慶友病院院長。1978年慶應義塾大学医学部卒業。1982年慶應義塾大学大学院医学研究科修了。1988年米国ペンシルバニア大学脳血管研究所留学。日本鋼管病院内科医長、埼玉医科大学神経内科講師、同助教授、同教授、埼玉医科大学医学教育センター長、同副医学部長を経て、2019年埼玉医科大学を定年退職。2021年より、よみうりランド慶友病院院長、現在に至る。日本自律神経学会理事長を務めている。

執筆協力	鷲頭文子（有限会社ワイルドベリー）
イラスト	平松 慶、北嶋京輔、栗生ゑゐこ
デザイン	佐々木容子（カラノキデザイン制作室）
DTP	関口 暁（株式会社サティスフィールド）
校閲	小林奈央、株式会社オフィスバンズ
校正	西進社
編集協力	石川守延（株式会社サティスフィールド）
取材協力	岩﨑有作（京都府立大学大学院生命環境科学研究科教授）、岸 拓弥（国際医療福祉大学大学院医学研究科循環器内科学教授）、矢田俊彦（関西電力医学研究所統合生理学研究センター長）、日本高血圧学会、萩原智子

イラスト＆図解 知識ゼロでも楽しく読める！
自律神経のしくみ

監修者	荒木信夫
発行者	若松和紀
発行所	株式会社 西東社
	〒113-0034 東京都文京区湯島2-3-13
	https://www.seitosha.co.jp/
	電話 03-5800-3120（代）

※本書に記載のない内容のご質問や著者等の連絡先につきましては、お答えできかねます。

ISBN 978-4-7916-3103-2